看護研究
はじめの一歩

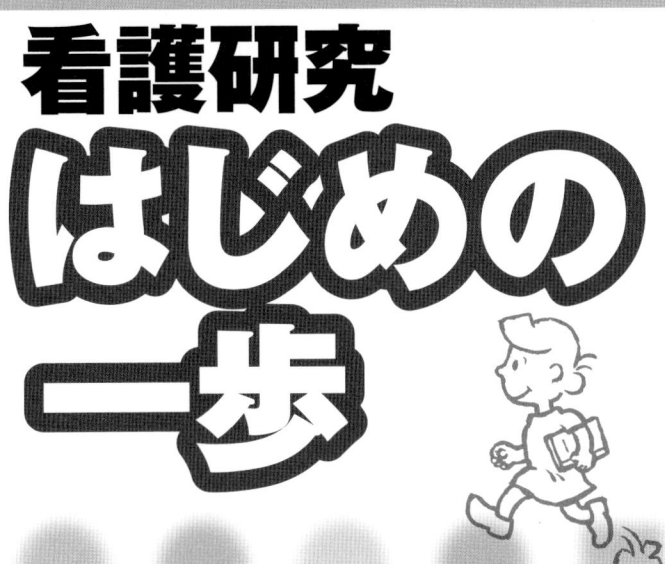

編集　岡本和士　元 愛知県立大学看護学部看護学科教授

執筆　岡本和士　元 愛知県立大学看護学部看護学科教授
　　　長谷部佳子　名寄市立大学保健福祉学部看護学科教授

医学書院

看護研究　はじめの一歩

発　行	2005年1月1日　第1版第1刷Ⓒ
	2021年12月15日　第1版第12刷

編　集　岡本和士
　　　　おかもとかずし
執　筆　岡本和士・長谷部佳子
　　　　おかもとかずし　はせべよしこ
発行者　株式会社　医学書院
　　　　代表取締役　金原　俊
　　　　〒113-8719　東京都文京区本郷1-28-23
　　　　電話　03-3817-5600（社内案内）

印刷・製本　三報社印刷

本書の複製権・翻訳権・上映権・譲渡権・貸与権・公衆送信権（送信可能化権を含む）は株式会社医学書院が保有します。

ISBN978-4-260-33378-8

本書を無断で複製する行為（複写，スキャン，デジタルデータ化など）は，「私的使用のための複製」など著作権法上の限られた例外を除き禁じられています．大学，病院，診療所，企業などにおいて，業務上使用する目的（診療，研究活動を含む）で上記の行為を行うことは，その使用範囲が内部的であっても，私的使用には該当せず，違法です．また私的使用に該当する場合であっても，代行業者等の第三者に依頼して上記の行為を行うことは違法となります．

JCOPY〈出版者著作権管理機構　委託出版物〉

本書の無断複製は著作権法上での例外を除き禁じられています．複製される場合は，そのつど事前に，出版者著作権管理機構（電話 03-5244-5088, FAX 03-5244-5089, info@jcopy.or.jp）の許諾を得てください．

はじめに

　近年，看護の質の向上，とりわけエビデンスに基づく看護が希求されていることから，看護研究の必要性が認識されてきました。
　しかし，看護師さん方に研究の話をしますと，決まって「難しいから，私にはできない」という答えが返ってきます。そこで「看護研究の本を読んでみたら？」と言いますと，それも決まってこんな答えが返ってきます。「読んでも難しいし，余計にわからなくなる」。
　看護研究に関する本は種々出版されています。私も，執筆の参考に何冊か読みましたが，「初心者には難しいな」と感じました。それは，初心者の「かゆいところに手が届く」本が極めて少ないからです。その理由は，初心者向けになっていても，研究に精通された先生方が執筆されているので，初心者の知りたい基礎知識は当然知っているものとして省かれているためと思われます。
　私は，これまで多くの看護師さんから研究の相談を受け，アドバイスを行ってきました。とりわけ，研究初心者の質問の中から，「研究を進めるために何が知りたいのか」「何について困っているのか」が次第にわかってきました。
　そこで本書では，「研究とは楽しいものだ，私も何かしてみよう」という前向きな姿勢を持っていただけるように，これまでの私の経験をもとに，初心者の方に共通の疑問をＱ＆Ａでまとめ，文章をわかりやすく，イラストや事例をできるだけ多く使い，肩のこらない読み物にまとめてみました。研究初心者の方の「かゆいところに手が届けられる」ことによって，できるだけスムーズに，しかも楽しく研究を進めることができると考えたからです。
　本書が，はじめて看護研究に取り組む学生や臨床現場での看護師の方々の持つ戸惑いや壁を取り除き，研究を身近に感じるためのお手伝いができることを願っております。

2004 年 10 月

岡 本 和 士

目次

Step 1　看護研究を始める前に ……… 1

I．研究とは何かについて知っておこう
　―― 研究に関する基礎知識 ……………………岡本和士…… 2
　Q1　研究とは，いったい何をすることですか？ ………………… 2
　Q2　研究とは，何のためにするのですか？ …………………… 3
　Q3　研究は誰にでもできるものですか？ ……………………… 5
　Q4　研究を楽しく始めたり，続けていくためのコツを教えてください ……………………………………………………… 6
　Q5　研究はどのような手順で進めればよいのですか？ ………… 7
　Q6　「研究がうまくいく」とは，どういうことですか？ ………… 9
　Q7　研究を行うとき，最も心がけるべきことは何ですか？ …… 11

II．看護研究とは何かについて知ろう
　―― 看護研究に関する基礎知識 ……………………………… 13
　Q1　看護研究の目的は何ですか？ ………………長谷部佳子…… 13
　Q2　看護研究ではどのような研究方法がよく使われるのですか？ … 15
　Q3　レポートと研究の違いは何ですか？ …………岡本和士…… 19
　Q4　看護研究をする時期は決まっているのですか？ …………… 21

Step 2　解決したい問題をみつけよう ……… 23

　Q1　看護研究では，何をテーマにすればよいのですか？
　　　…………………………………………………長谷部佳子…… 24
　　　コラム 日常の疑問点から研究テーマをみつけよう…岡本和士…… 26
　Q2　研究してみたいテーマが1つにしぼれないときはどうすればよいですか？ ………………………………………………… 27
　Q3　研究テーマは，漠然としたことでもよいのでしょうか？ ……… 28
　Q4　研究したいことは，何でも研究テーマとなるのですか？ ……… 30
　Q5　研究テーマに普遍性を持たせることは，なぜ必要なのですか？ … 32

v

Q6　なぜ研究テーマに新しい視点や考え方(独創性)が必要なのですか？ ……… 34
　　コラム　オリジナリティが必要なのは，研究テーマだけじゃない！ ……… 36

Step 3　問題の解決に入る前に，これだけは準備しておこう……岡本和士…… 37

Ⅰ．研究に役立つ文献を探そう ……… 38
　Q1　文献を読むことで，何がわかるのですか？ ……… 38
　Q2　質の高い研究をするためには，どのような文献を読めばよいのですか？ ……… 40
　Q3　文献はいつ読めばよいのでしょうか？ ……… 42
　　コラム　文献の役割と読み方のコツ ……… 43
Ⅱ．研究に入る前に，これだけは準備しておこう ……… 44
　Q1　研究を始めるときの心構えについて，教えてください ……… 44
　Q2　実際に研究に入る前に，準備しておくものはありますか？ ……… 46
　　コラム　手がかりとなる文献を探そう！
　　　　　　――看護分野の代表的文献検索サイト ……… 48

Step 4　問題の解決のための手順を決めよう……岡本和士…… 49

　Q1　研究計画とは何ですか？ ……… 50
　Q2　研究計画は，どのように作ればよいのですか？ ……… 52
　Q3　研究目的には，何を，どのように書けばよいのですか？ ……… 54
　Q4　なぜ，タイムスケジュールを作成する必要があるのですか？ ……… 55
　Q5　対象者は，どのように設定すればよいのですか？ ……… 58
　Q6　なぜ対照となる集団を設定する必要があるのですか？ ……… 60
　Q7　調査項目(変数)は，どのように設定すればよいのですか？ ……… 62
　Q8　調査方法はどのようにして決めればよいのですか？ ……… 64
　Q9　面接調査の研究計画を立てる際には，どのような注意が必要でしょうか？ ……… 66
　Q10　倫理的配慮に関する記載はどのようにすればよいのですか？ ……… 68

Q11　なぜ解析方法についても，研究計画に含めるのですか？ ……… 70

👣 Step 5　患者さんへの倫理的配慮の大切さを知ろう
……………………………………………………岡本和士…… 73

　Q1　看護研究の中で，なぜ倫理的な配慮が必要なのですか？ ……… 74
　Q2　看護研究において，倫理的にどのような問題が生じるのですか？ …………………………………………………………………… 76
　Q3　看護研究において，倫理的にどのような配慮をすればよいのですか？ ……………………………………………………………… 78
　Q4　研究の際に欠かせないインフォームドコンセントとは何ですか？ ……………………………………………………………………… 80
　Q5　インフォームドコンセントをとるとき，どのように接すればよいですか？ …………………………………………………………… 82
　Q6　インフォームドコンセントでは，どのような内容について説明すればよいのですか？ …………………………………………… 86
　Q7　プライバシーの保護についてどのように説明すべきでしょうか？ ……………………………………………………………………… 88
　Q8　インフォームドコンセントは，いつ，どのようにとればよいのですか？ …………………………………………………………… 90
　Q9　調査資料の収集方法で，インフォームドコンセントのとり方を変える必要がありますか？ ……………………………………… 92
　　　コラム　インフォームドコンセントは，口約束よりも文書が確実！ ……………………………………………………………………… 94

👣 Step 6　問題の答えを出すためのデータを集めよう
……………………………………………………岡本和士…… 95

　Q1　データとは何ですか？ …………………………………………… 96
　Q2　データはどのようにして集めればよいのですか？ …………… 98
　Q3　データを収集するとき，どのような注意が必要ですか？ ……… 100
　Q4　面接調査にてバイアスの影響を小さくするには，どうしたらよいですか？ …………………………………………………………… 102
　Q5　集めたデータはどのように整理すればよいのですか？ ……… 104

目次

Step 7　データの中から，問題の答えをみつけよう
　　　　　　　　　　　　　　　　　　　　　　　　岡本和士 …… 109

- Q1　データの解析はどのように進めればよいのですか？ …………… 110
- Q2　データの解析方法に決まりはあるのですか？ ………………… 114
- Q3　統計学的検定で有意差が出なかった場合は，どうすればよいのですか？ …… 116
- Q4　統計学書を読んでもどのような統計手法を使ってよいかわかりません ……… 118
- Q5　交絡変数に注意しなければならないのはなぜですか？ ………… 119
- **コラム** 交絡変数は身近にもあった！ ……………………………… 121
- **コラム** 対立仮説と帰無仮説——統計の話を少しだけ …………… 122

Step 8　答えが出たら，それを論文にまとめてみよう ……… 123

Ⅰ．論文の書き方を確認しておこう——論文の組み立て方と心構え …… 124
- Q1　なぜ，研究を論文にまとめなければならないのですか？
　　　　　　　　　　　　　　　　　　　　　　　　岡本和士 …… 124
- Q2　論文はどのように書き進めればよいのですか？ … 長谷部佳子 …… 126
- Q3　わかりやすい論文を書くために，どのようなことを心がければよいですか？ ……… 岡本和士 …… 128

Ⅱ．論文を書いてみよう——「はじめに」から「考察」まで …………… 130
- Q1　「はじめに」には，どのようなことを書けばよいのですか？
　　　　　　　　　　　　　　　　　　　　　　　　長谷部佳子 …… 130
- Q2　「対象・方法」には，どのようなことを書けばよいのですか？ … 132
- Q3　「結果」については，どのように書けばよいのですか？ ………… 133
- Q4　「考察」には，何を書けばよいのでしょうか？ ………………… 136
- Q5　抄録にはどのようなことを書けばよいのでしょうか？
　　　　　　　　　　　　　　　　　　　　　　　　岡本和士 …… 138
- **コラム** 文献の出し方，書き方，注意点 ……………………… 141

Case ······ 143

1 高齢者のライフスタイル要因に対する家族の認知度と高齢者の健康状態との関連 ······岡本和士······ 144

2 温罨法が就床中の生体の快適感，体温，血流量に及ぼす影響 ······長谷部佳子······ 148

さくいん ······ 155

表紙デザイン：デザイン・プレイス
イラスト：望月恵子

Step 1

看護研究を始める前に

研究って何？　どうして研究するの？
看護研究の目的は？
わかっていそうでわかっていない，基本的なこと。
この章でしっかり確認しておきましょう。

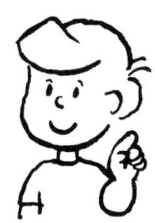

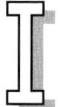 研究とは何かについて知っておこう
―研究に関する基礎知識―

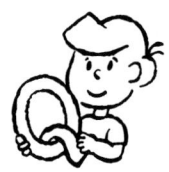 1. 研究とは、いったい何をすることですか？

> 研究とは、今までわからなかった疑問に対する解答を、誰にでも説明することができるように、結論づける一連の作業のことをいいます。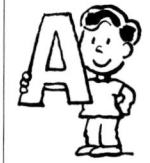

●研究とは「知りたいこと」を知るための作業

「研究」と聞くと、何か難しいもの、今までにない新しいことをしなければいけないという不安感を持ちがちですが、決してそのようなことはありません。「研究」という言葉を『広辞苑』で調べますと、「よく調べ考えて真理をきわめること」と書かれています。つまり研究とは、**「知りたい」ことをみつけて、納得するまで答えを追究していく一連の作業のこと**をいいます。

「ある言葉の意味がわからない」ときにはどうしますか。その意味を知ろうとあらゆる種類の辞書を調べたり、人に尋ねたりして、その意味を納得するまで調べますね。このように、「言葉の意味がわからないときに、辞書を引き、言葉の意味を調べる」ということ、つまり**知らないことや疑問に思ったことを自分の満足するまで知ろうとする作業**、これこそが研究なのです。

表 1-1　言葉の意味調べと研究の作業過程

	言葉の意味調べ	研究
目的	言葉の意味が知りたい。	日ごろの疑問や不思議に思っていることを解決したい。
方法	辞書を引く。	本を調べる。 人から話を聞く。
結果	意味がわかった。	原因や理由がわかった。

●研究は気軽に始めよう

「言葉の意味調べ」と「研究（わからないことを調べる）」の作業の過程を表 1-1 に示します。方法は異なりますが，「生じた疑問を，何らかの手段を用いて，解決する」という意味では共通しています。

さあ，辞書を引くような気軽さで，肩の力を抜いて研究に取り組んでみましょう。

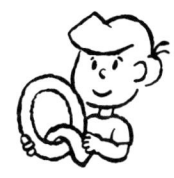

2. 研究とは，何のためにするのですか？

研究の目的は，自分のためだけでなく，自分と共通した疑問を持つ人にも解答を与える，また何らかのきっかけを与えることです。

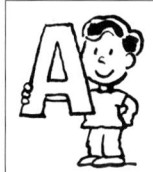

●「研究は自分だけのもの」？！

研究とは自分自身の持つ疑問を解決することですから，その内容や方法，導かれた結果は自分だけが納得できれば成り立つようにも思われます。しかし，それでは単なる自己満足で終わってしまいます。

研究には自分自身だけでなく，自分と共通した疑問を持つ人に解答を与える，また何らかのきっかけを与えるという役割を持っていることを忘れてはなりません。

おそらくあなたが持った疑問は，他の人も同じように疑問に思っていることです。つまり，あなたの導いた結果を，自分以外の人に役立ててもらうことができるのです。このことが，研究の持つ最も大きな目的です。

「研究」の目的は，自分のためだけではありません。自分のことだけを考えて研究するのでなく，結果を出すことにより他の人にどれだけ役立つかを考えた研究をすることで，自分にその評価が返ってくるのです。

例えば，看護計画がうまく作れなくて困っている看護師さんが，同じような症例に対する計画の作成方法に関する論文を読み，それにヒントを得て作ることができたとします。それがあなたの導き出した結果であったとすれば，あなたの研究がその人の悩みを救った，つまり看護において役立ったことになるのです。

このように，社会に対し，あるいは自分と共通の疑問を持つ人に対して役立つような結果（＝普遍性のある結果）を導き出すことが，研究の重要な要素であり，使命といえるのです。

● 普遍性のある結果を導き出すために守るべき7つのルール

誰にでも広く使ってもらえる結果を導き出すために，研究を行う上で心がけるべきルールがいくつかあります（表1-2）。普遍性のある結果を

表 1-2　広く使ってもらえる結果を出すための留意すべき7つのルール

1. まず，どういう人の，何について調べたいのかを決めること
2. 検討対象だけでなく，その対照となる集団を必ず設定すること
3. 研究対象には特定の人を選ぶのでなく，できるだけまんべんなく選ぶこと
4. 数字の大小の比較は，必ず統計的検定を行ってから判断すること
5. 統計学的な有意性にとらわれず，結果の生じた背景を考慮し判断すること
6. 2つの要因の関連は真の関連か否かを見分けること
7. 対象となる人への倫理的配慮を忘れないこと

出すためには，このルールを守って研究を進めていくことが必要となります。このルールについては，Step 6，7 でも詳しく説明します。

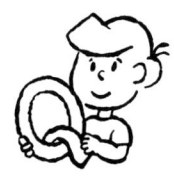

3. 研究は誰にでもできるものですか？

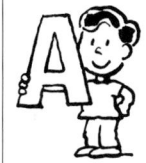

一定のルールさえマスターすれば誰にでもできるものです。「研究」を選ぶのはあなたですが，研究は「人」を選びません。

● **研究は人を選ばず**

　研究とは決して難しいものではありません。研究するための資格などありませんし，選ばれた人（例えば大学の先生）だけがするものでもありません。**研究とは，人，場所を選ばずできるものなのです。**

　小さいころを思い出してみてください。疑問に思ったことがあれば，両親や周囲の人に「なぜ」，「何」，「どうして」と繰り返し尋ねた覚えがあるでしょう。これは誰もが通った道です。疑問を追究するための手段は違いますが，小さいころは皆何らかの研究をしていたのです。

　しかし大人になるにつれ，「そんな簡単なことを聞くのは格好悪い」，「時間がないから，詳しくは調べられない」と，疑問に対する答えを追究しなくなっていませんか。また，「そんな難しいことが私にできるはずがない」とあきらめてしまうことも，研究から遠ざかる要因となります。

　しかし，あなたがもう一度「研究」に近づいていけば，「研究」はいつでもあなたを迎えてくれます。もう一度子供のときのような「なぜ，何，どうして」という好奇心を持ってみましょう。そうすれば誰にでも研究はできるのです。

●日常での「オヤッ」,「アレ」を大事に

「研究」に近づいていけるかどうかは,日常生活や看護業務の中で,あなたが「オヤッ」,「アレ,おかしいな」,「これは何だ」などと思ったことの答えを,知りたいと思うか思わないかにかかっています。

「思わない」という人は,残念ながら,「研究」と出会える機会は極めて少ないでしょう。しかし,「思う」と答えた人は,間違いなく「研究」に出会うことができます。そうなればしめたもの。研究ができ,「研究」と仲良くお付き合いができるはずです。

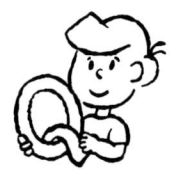

4. 研究を楽しく始めたり,続けていくためのコツを教えてください

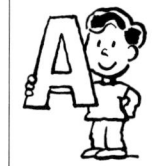

常に「なぜ,何」という好奇心と探究心を持ち続けること。そうすれば研究ほど面白いものはありません。

●研究には「なぜ」,「何」,「どうして」の好奇心と探究心を

研究を楽しく始めたり,続けていくために一番大事なことは,「なぜ」,「何」,「どうして」という好奇心と探究心を常に持ち続けることです。

研究の結果,自分の考えていたものと違う結果が出たとします。こういうとき,多くの人はこの研究は失敗だとしてやめてしまうでしょう。

しかし,2002年にノーベル化学賞を受賞した田中耕一氏は研究の後日談として,「失敗を失敗と片づけず,なぜそうなったかを考えることが必要だと思う」と言っていました。つまり,思っていたのと違う結果をみて疑問を持ち続けた姿勢が,ノーベル賞受賞につながったのです。

「なぜ」,「何」,「どうして」を常に持ち続け,ひたむきに「わからないこ

とを知りたい」と追究していくことで，研究という列車に乗ることができるはず。好奇心と探究心という切符があれば，研究という列車があなたを乗せて，終点まで連れていってくれますよ。

Step 1

5. 研究はどのような手順で進めればよいのですか？

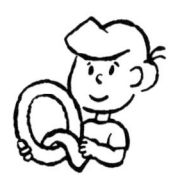

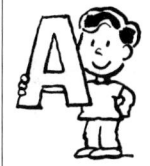

研究の手順とは，研究テーマの設定から始まり，研究の立案・実施，資料の整理，結果の検討，最後には結果の発表まで，ステップを順に進めていくことです。

● 基本的な研究の手順をみてみよう

研究には，最初に自分のやりたいテーマを決めるという作業，それを

```
経験・疑問
　↓
研究テーマの決定：何の，何について知りたいのか
　↓
研究計画の作成：自分の疑問を解決するための手順を決める
　↓
調査の実施
　↓
調査結果の分析：疑問の解決に必要なデータを作成する
　↓
結果に対する考察：得られたデータの信頼性や妥当性についての検討を行う
　　　　　　　　　将来への展望
　↓
学会発表，論文執筆：自分が行ってきた研究の過程で得られた結果の公表
```

図 1-1　研究の流れ

解決するために計画を立てる作業，そして自分の立てた計画どおりに解決する作業，最後にその解決に至るまでの過程と解決された結果に対して反省する作業(結果は信用できるものか，社会貢献できる結果なのか)があり，これらを順に進めていくことで完成します(図1-1)。

●研究を旅行と置き換えてみると？

　ここで，研究の作業の過程を知ってもらうために，旅行するときの過程と比べてみましょう。

　「次の連休，温泉でも行ってゆっくりしたいな」と思ったとき，あなたはどうしますか。

　まず最初に目的地を決めますね。その上でガイドブックやパンフレッ

表 1-3　旅行と研究の過程の比較

旅行の過程	研究の過程
だいたいの目的地の選定 　どこの地方の温泉に行きたいか 　(例：北海道, 九州, それとも信州？)	漠然とした問題意識 　どのようなことを調べたいか
目的地に関する調査 　目的地や宿泊地を決めるためにパンフレットやガイドブックを調べる	文献検索 　自分の研究したい分野についてどこまで解明されているのかを知る
目的地や宿泊地の検討 　どこに行って，何をしたいかを検討する	研究テーマと研究目的の明確化 　自分はどのようなことについて，どのようなことを解明したいのかを明確にする
旅行計画の立案，具体化 　旅行計画にしたがって切符や宿泊の予約をする	研究計画の立案 　研究の道筋を立てる 　「誰の(Who)，何を(What)，いつ(When)，どこで(Where)，どのようにして(How)」調べるか
旅行の実施 　いよいよ出発！	調査の実施 　データの収集と分析
旅行後の感想，反省	結果に対する考察と評価

トを取り寄せ，その中からさらに具体的な目的地や宿泊先を決め，旅行計画(いつどこへ行って，どこに宿泊するか)を立て，次に切符や宿泊の予約をします。旅行が終わったあとで色々な感想を言い合ったり，次につなげるための反省をしたりするでしょう。

研究の過程も，まさにこの旅行の過程と同じです(表1-3)。

旅行計画を立てるとき，頭の中は楽しみでいっぱいのはず。行った先で何があるか，行く前からわくわくしますね。

研究についても，どのようにしようかという想像力と，どんな結果が出るかなという期待感，さらには自分の知らないことがわかるという喜びを持つことによって，手順に沿って研究を進めていくことができるのです。

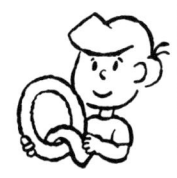

6.「研究がうまくいく」とは，どういうことですか？

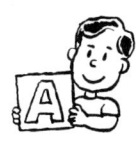

自分の疑問に対し，何らかの回答を得られることです。しかし，その回答は必ずしも予想どおりのものとは限りません。

● 「うまくいく」ってどういうこと？

研究についてよく尋ねられる質問として「研究がうまくいくためにはどうしたらよいでしょう」というものがあります。このような質問を受けたとき，何をもって「うまくいく」というのか判断できず，答えに困ります。そこで，「うまくいく研究とは何？」と逆に問い返してみますと，決まって「思ったとおりの結果が出ることです」という返事が返ってきます。中には「有意差のある結果です」という返事もあります。

しかし，研究を行っていく上で，自分の思うような結果が出ることは極めてまれで，ほとんどが予期しない結果(有意な関係がない，思っていたのと逆の結果である)といっても過言ではないのです。

●「予期しない答え」から得られるもの

　皆さんは，推理小説で思っていたとおりの人物が犯人だった場合，つまらなく感じますね。しかし，自分の予想と違っていた人物が犯人だった場合，いったい犯人は誰だろうとわくわくしながら，小説を読み進めていきますよね。研究も同じことで，思っていたとおりの結果が出た場合には，「よかった」という安心感はありますが，「やはり，そうか」というだけで終わってしまうかもしれません。逆に「予期しない結果が出た。どうして？　それはなぜ？」という**自問自答を繰り返し，その原因を探ってこそ，それを解明したときに達成感や充実感を感じることができる**のです。

　「研究がうまくいく」というのは，決して思いどおりの結果が出たということではありません。「**たとえ自分の予想とは違っていても，研究目的に対し，何らかの答えを見出すことができること**」が「研究がうまくいく」ことなのです。

　このような考え方を持つことで，得られた結果に右往左往することなく，落ち着いてその結果に向かっていくことができます。これは研究に対する最も基本的な姿勢ですので，常に忘れず持ち続けてください。

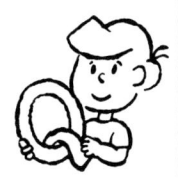

7. 研究を行うとき，最も心がけるべきことは何ですか？

Step 1

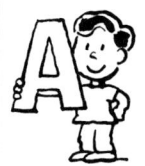

研究の目的と最終的な結論を必ず対応させるようにすることです。

　研究の原則として「研究のあらすじが首尾一貫している」，「1つの論文には1つの解答」ということが挙げられます。しかし，研究目的と結論が全く違っている論文を，時々目にすることがあります。また，1つの論文には1つの解答しかないはずなのに，いくつも解答があるということもしばしばみられます。

　このような例は，決して珍しいことではありません。なぜ，このようなことが起きるのでしょうか。

　研究とは自分の設定した研究目的に対し解答を与える作業です。したがって，研究対象や方法は研究目的を解決するために必要な設定を行うため，違った解答や複数の解答が生じるはずがありません。その結果の解釈も研究目的に基づいて行いますので，研究目的と全く異なる解釈がなされることはありません。それにもかかわらず**目的と結論が対応しなくなる最も大きな理由は，「研究目的が明確でない」**ということです。

● **研究目的は明確に**

　「何々の，何について知りたい」という研究目的がはっきりしていれば，その方向に向かって進んでいくことができます。しかし，行き先（研究目的）が不明確だと「何について研究しているのか，わからなくなった」ということになり，「研究目的と結論が全く違う」，「いくつも解答がある」と

いうことが生じてしまうのです。旅行でいえば、行き先がはっきりしないと「どこに行けばよいかわからない」、「どうしてここにきたのかわからない」となってしまうのと同じです。

　研究の原則を守るためには、何よりも「研究目的を具体的に、かつ明確に」ということを心得て研究を始めることが必要です。

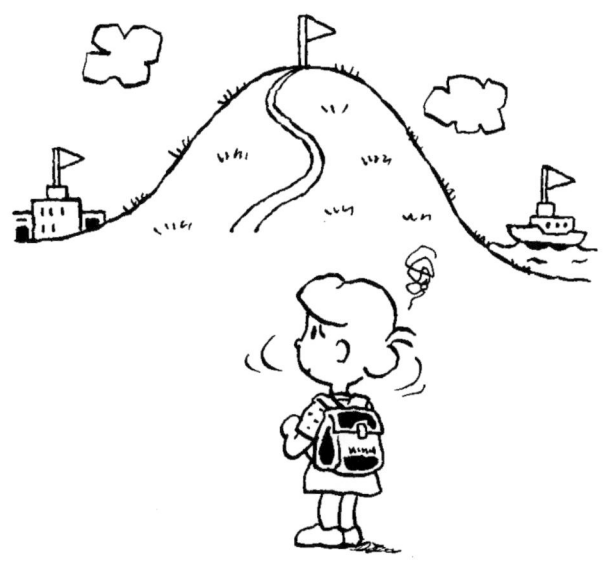

II 看護研究とは何かについて知ろう
― 看護研究に関する基礎知識 ―

Step 1

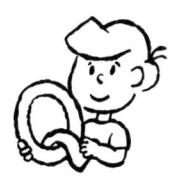

1. 看護研究の目的は何ですか?

専門職として業務上の疑問への対処方法を学ぶこと,看護の質の向上を図ること,看護学の体系化の促進に加え,自己の成長をも図ることです。

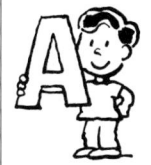

●専門職としての研究の目的

看護研究を行う目的の第1は,**看護業務を行う過程で生じる「なぜ?」という疑問に対する対処方法を学ぶ**ことにあります。疑問を解決する能力を養うことは,専門職として必要なことです。

第2に,**看護の質の向上を図る**ことが挙げられます。患者さんが抱える問題にいち早く気づき,その患者さんに即した援助方法の創意工夫は,まさに看護師としての腕の見せ所です。しかし,こうした技量の熟達化を個人の経験に任せているようでは,専門職としての権限の拡充など,さらなる発展は望めません。

患者さんの意識を含め,医療情勢は急速に変化しています。その変化に対応するべく,経験に基づく援助方法や知識を整理し工夫を重ねて,看護を改善していかねばなりません。看護の質の向上は,実践を通じて患者さんに還元されることになりますが,看護師はこうしたサイクルに積極的に関与する責任を負っているのです。

第3に,**看護学としての学問的体系化を促進する**目的で行います。つ

まり，実践における疑問，それから，いわゆるカンやコツのメカニズム，いわば，なぜその関わりが有用なのか，なぜその技術が患者さんにとって安楽かつ看護師にとっては安定した手技で行えるのか，などを解明し，理論や法則として科学的な根拠に転換するわけです。疑問が生じるプロセスはもちろんですが，カンやコツには，その領域特有の専門知識や行動様式が関与しています。例えば，患者さんの病識に対する関わりにしても，看護師と医師では問題のとらえ方やアプローチ法が異なります。つまり，看護師ならではの気づきがあります。ここに，看護学としての独自性が存在しますし，専門性と役割をより明確にする必要があります。看護学の基礎は自然科学にも社会科学，また，人文科学にも関連しますが，あなたが疑問を1つ解決するための行動を起こせば，それは看護学の基盤作りに貢献していることにもなります。

●**看護研究は成長を図る手段**

　看護研究の目的の第4として，**研究を通じて学ぶ喜びを得ること**が挙げられます。専門職としての義務感だけで研究を遂行するとしたら，最初は苦しいものがあるかもしれません。しかし，研究を進めていくうちに，自分自身の知識が整理されてきますし，視野の広がりは自信にもつながります。疑問や謎を解くための指針が得られたときの喜びは，何よりも大きいものです。さらに，自分が実践してきた看護の正当性を論述する方法も，身につけられるようになります。**看護研究は自らの成長を図る手段**でもあるのです。

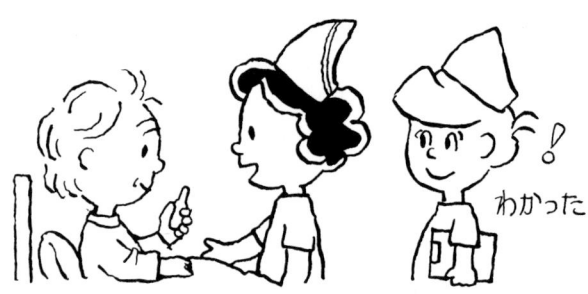

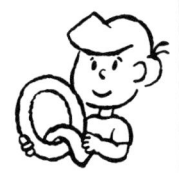

2. 看護研究ではどのような研究方法がよく使われるのですか？

Step 1

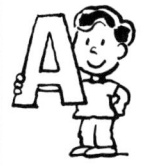

事例研究，調査研究など様々な研究方法があります。自分の研究目的に合った方法を選びましょう。

●バラエティに富む研究方法

　研究方法については，諸科学の方法が用いられており，非常にバラエティに富んでいます(表1-4)。

　従来は医学研究と同様に，**少数の対象を分析記述する事例(症例)研究**や，**観察した内容から結論を導く調査研究**などが主流でした。しかし，疫学や公衆衛生学などの社会医学の手法が導入されるようになり，調査研究における研究方法の組み立てには，調査対象数の吟味や，テーマとする事象の因果関係に対する仮説，および統計学的検討，などの諸要素が考慮されるようになり，より精度の高い研究を追求するようになりました。さらに看護研究においても，**基礎医学**にならった**実験研究**もさかんになりつつあります。つまり，生理学，解剖学，組織学，生化学，細菌学の見地からの看護ケアの評価も行われているわけです。

　医学以外の専門分野における研究方法が取り入れられるようになったことも，最近の傾向です。実験研究の場合は，人間工学的な方法にも関心が高まっています。また，調査研究の場合は，社会学や人類学などの社会科学系，心理学や哲学，芸術，文学などの人文科学系の方法論も新たに用いられるようになりました。つまり，質問紙を用いて集団を対象とする方法(**量的研究**という場合もあります)以外に，参加観察法といった面接に質問紙を組み込んで行う手法(**質的研究**といわれます)も行われ

表 1-4 看護研究で用いられている研究方法

研究方法の通称	文献研究	事例（症例）研究	論述（理論）的研究
包含されるタイプ	歴史的研究，総説，など	実践報告，（一部の）実態調査	方法論研究，グラウンデッド・セオリー研究，現象学研究，解釈学研究，倫理研究，記述民族学的研究，現地研究，美学研究，など
研究の意義	理論や法則を開発するための意味づけや発見		
研究の到達目標	状況を報告することに重点が置かれている（記述的研究）		
研究上の仮説	設定することもあるが，その場合は疑問のレベル		特に定めないか，考えられない
対象（資料）の属性	1次的資料または2次的資料		1次的資料
資料の初期加工	価値や信条などの抽象的なものを加工せずに扱う場合が多い		
標本数	比較的多い	少ない（1例の場合もある）	比較的少ない
収集方法	――	面接または質問紙を用いる場合がある	面接を主体とする場合が多い[2]
研究者のスタンス		研究対象に要因を与えない（観察研究）	参加観察あるいは非参加観察
収集時期		遡及（回顧）的，後ろ向き	同期的
看護研究者の分類 Diers. D[3]	AまたはB	BまたはE[4]	A
Polit, D. F. ら Wilson, H. S. ら	記述的研究	記述的研究 探索的研究	方法論的/探索的/説明的研究
分析手法による分類	質的研究に近い		質的研究

[1] 実態調査と統計的研究では2次的資料を用いる場合がある
[2] 面接（半構造化面接など）に質問紙を加えることもある
[3] A：因子探索研究（これは何か？），B：関係探索研究（何が起こっているのか？），C：関連検証研究（もし…すれば，何が起こるだろうか？），D：因果仮説検証研究（もし…すれば，何が起こるだろうか？），E：規定検証研究（…を起こすには，私はどうするか？）
[4] 実践報告は評価が行われた場合には，Eになるとも述べられている
[5] 実態調査と統計的研究は，記述的研究に属すると考えられる
[6] 回顧的・相関研究と前向き・相関研究に分けられる

II-Q2 看護研究ではどのような研究方法がよく使われるのですか？

調査研究	実験研究
実態調査，統計的研究（メタアナリシスを含む），コホート研究，ケースコントロール研究，介入研究，横断研究，事後要因研究，など	基礎研究，準実験研究，など
理論や法則(因果関係を含む)の検証や確認	
状況を解釈することに重点が置かれている (分析的・説明的研究)	
設定する場合が多いが，その明確さは研究によって異なる	
1次的資料（例外あり）[1]	1次的資料
数字や尺度（順序・名義・間隔・比）に適宜加工する	
多い	比較的多い
質問紙または面接（電話を含む）	主として生体を直接計測する
観察または介入する場合がある	要因を介入して与える（介入研究）
遡及的，展望的，同期的のいずれか	展望(予測)的，前向き
A～C のいずれか	D
非実験的・相関的研究（例外あり）[5]	実験・準実験研究
記述的/説明的研究[6]	実験・準実験研究
量的研究	

Step 1

るようになってきました。

　量的研究は，仮説をもとに数量化しうるデータを統計的に分析して，客観的な結論を導き出すことができます。いっぽう，質的研究は概念や理論の開発といったテーマを扱うのに適しており，データは言葉や文字のような，数値化が困難なものを含むという特徴があります。分析はデータ収集と同時進行で行うこともあるため，結論がやや主観的になる可能性があります。質的研究が占める割合は徐々に高まりつつあります。

　この他には，史学の見地から文献や記録をデータとして扱う文献研究や歴史的研究，および，経営学や哲学，倫理学の手法で事象を記述分析する論述（理論）的研究などもあります。

●目的に沿った方法を見極めよう

　このように様々な研究方法があるため，自分の研究目的に沿った方法を選択する必要があります。① 取り組んでみようと考えたテーマを研究する目的や，② どのような角度から検討したいのか，③ 得られる結果の「確からしさ」をどの程度まで明らかにしたいのか，などを念頭において最適な方法を検討するとよいでしょう。

　なお，表1-4にも示したように，ドナ・ディアーやデニス F. ポーリットら，ホーリー S. ウィルソンらによって，看護の視点による研究方法の分類が試みられています。興味のある方は，目を通されることをおすすめします。

MEMO もっと詳しく知りたい人に
―これも読んでみよう！

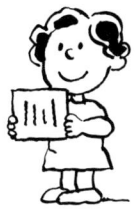

1) Diers D（小島通代，他訳）：看護研究―ケアの場で行うための方法論．pp 167-369，日本看護協会出版会，1984
2) Polit D. F., 他（近藤潤子監訳）：看護研究―原理と方法．pp 2-9, 36-45, 90-140, 266-281，医学書院，1994
3) Wilson H. S., 他（濱畑章子,他訳）：看護研究ワークブック―基礎からの実力養成96課題．pp 2-8, 78-82, 120-127, 179-180，医学書院，2001

Step 1

3. レポートと研究の違いは何ですか？

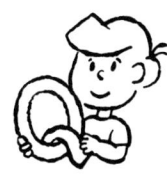

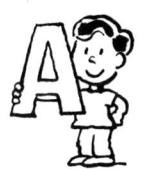

レポートとは，ある特定の対象（症例など）が有する問題を解決することですが，研究とは，ある問題を共有する集団（個人間）に共通する原因や事実を探ることです。

●研究には事実に対する解釈が必要

　レポートも研究も，これまで未解決の問題に対する結論を得るという点では本質的に違いはありません。しかし，その目的やアプローチの方法に違いがあるのです（表1-5）。

　例えば，心理的状態が不安定な患者さんへの対応方法を例に挙げて説明します。

　レポートの場合は，ある特定の患者さんに対する最も適した結論（この

表 1-5 レポートと研究の違い

項目	レポート	研究
問題の所在	目の前にある既知のことが多い	解決されるべき問題が未知のことが多く，その問題を発見する必要がある
問題の一般性	なし（個別的） 特定の個人やグループが有する問題	あり（一般的） 誰もが興味や疑問を抱いている共通の問題
結論の普遍性	なし そのとき，その場所，その人にとっての解答を必要とするため，時期や対象が異なると，その結果も当然異なる結果が生じる	あり いつでも，どこでも，誰にでも，適用されうる結論を導き出す 時期や場所や，対象が異なったとしても，変わらず常に同様の結論が得られる
解決のプロセス	経験的な判断から結論を導くことが多い	理論的・体系的なプロセスにしたがって結論を導く
研究方法の厳密性 研究プロセスの緻密性 思考の論理性	なし	あり
結論の明確性	なし	あり

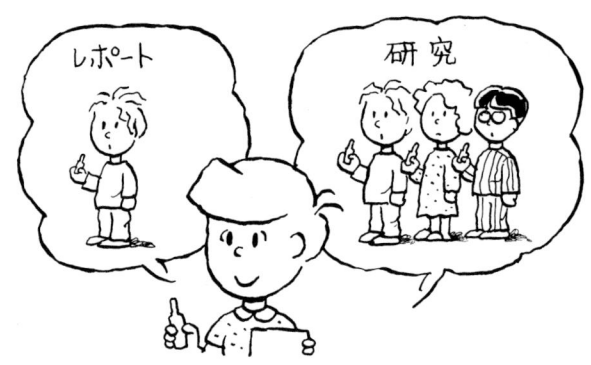

場合は対応方法)が得られることなります。

　一方,研究という場合には,患者さん全体に共通に適用できうる最良で,実践的な結論(対応方法)を得ることが必要となります。そのためには,関連が考えられる種々の要因や条件の中から最も適用可能な要因(方法,状況など)を絞り込んでいく過程の中で,理論的なだけでなく実践的な観点からの検討が求められます。

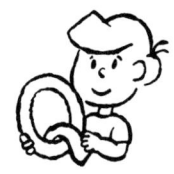

4. 看護研究をする時期は決まっているのですか?

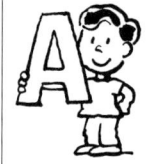

看護研究を始める時期を決めるのは自分自身です。
研究を始める場合,「とき」はあなたを選びません。

　ある新人の看護師が「研究を始めたい」と言ったら,師長から「あなたはまだ早い」と言われたそうです。そこでその看護師は私に「研究する時期は決まっているのでしょうか。始めたいときに始めてはいけないのですか」と尋ねてきました。

　私は次のように伝えました。「**研究とは自分の中でわからないことや疑問がわいてきたそのときに始めるもの。時期が早いとか遅いとかは関係ないのです。**」

●研究はときを選ばず

　なぜ,研究をするときが「看護師になって3年目」などの時期で判断されるのでしょうか。それは,「研究とは大変なことだから,それなりの能力のある人でなければできない」と特別視しているからでしょう。

研究は,「ある時期がこなければしてはいけないもの」ではありません。つまり,研究とは「年齢制限のある」自動車の運転でなく,「年齢制限のない」自転車の運転と同じです。自転車は乗り方のノウハウとルールさえ知っていれば,年齢に関係なく誰でも乗ることができるものです。

研究もそのノウハウとルールさえ知っていれば,職位,勤務年数,経験の程度と関係なく始められるものなのです。

●研究の旬を逃さないで！

研究は,好奇心,探究心があれば誰でもできるもの。研究を始めるきっかけとして必要なのは,勤務年数や年齢,職位(師長,主任)などでなく,**興味や疑問を持ったそのとき**なのです。

果物でも野菜でも旬のときに食べるからおいしく感じるのであって,時期を過ぎたらそのおいしさは半減してしまいますよね。それは研究も同様。旬でないときに研究をするから,研究がつまらなく感じたり,しんどいものとなってしまうのです。

子供が疑問に思ったとき,すぐに親やその周囲の人に尋ねるように,研究も興味や疑問を持ったら,その**旬を逃さないようにすることが大切**です。

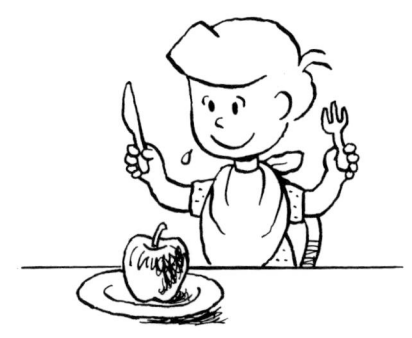

Step2

解決したい問題をみつけよう

> さあ、研究を始めよう！
> でも研究テーマがみつからない？
> 大丈夫、テーマは身近にありますよ。
> この章で、テーマをみつけるコツがわかります。

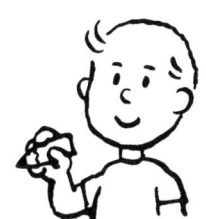

Step2 解決したい問題をみつけよう

1. 看護研究では，何をテーマにすればよいのですか？

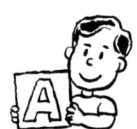

看護に関することなら何でもかまいません。まずは，看護に関して困っていること，不思議に思っていることから研究テーマを探してみましょう。

心理や疾病，教育指導など患者さんや家族へのケアに関することはもちろんですが，看護技術や看護教育，職場環境といった看護職に関することなど，何でも研究の対象になります。看護史や看護診断も面白そうですね。看護学が自然科学にも社会科学にも属するからといって，「こんなことは看護の研究に該当しないのでは…」と恐れる必要はないのです。

看護研究とは，前述したように，よりよい看護に役立てるために知りたいと思うことの法則性や理論を明らかにするための試みです。ですから，得られた結果を看護の視点でとらえることさえ忘れなければよいのです。そう考えると，少し気が楽になりませんか？

●疑問は研究の始まり

あえてテーマの選び方のコツを挙げると，看護手順や内容に関して困っていること，つまり再考の余地があるものや，患者さんや家族の生活行動に関して不思議に思われる事象など，ちょっと立ち止まって考えてみたい内容を取り上げることを推奨します。

筆者も，研究テーマについて悩んだ経験があります。手術部に勤務していたころのこと，患者さんとの会話を通して得られる情報を用いたものだけしか研究には相当しないと思い詰めていたのです。

しかし，探しているうちにふと，「回復室でシバリング[注]が発生する患

注：ふるえのこと。体温を維持するための骨格筋の収縮で，代謝の増加により手術中や術直後に発生すると，循環器系に負担がかかりやすい。

者さんは，シバリングがみられない患者さんよりも術直後の苦痛の訴えが多い」と感じていたことを思い出しました。そして，「シバリングを発生させなければ，患者さんの苦痛の軽減につながった可能性がある」と考え，漫然と看護してきた自らの行動を反省したのです。

シバリングは，体温管理や薬物投与などの影響が非常に大きいものです。しかし，看護サイドとしても患者さんの保温に関して，それまで以上により効果的で効率的な方法が必要かどうかを検討する余地があると考えました。

そこで研究テーマが決まりました。最初は，術直後の中枢体温とシバリングを訴える頻度との関連性，つまり，経験的に感じている事象の発生頻度を記録から確かめる調査を行いました。

そのあとは，中枢体温だけでなく末梢皮膚温も測定したり，病棟帰室後の体温変動と苦痛の訴え状況を調査したりと，当初の目標を達成するために，切り口を少しずつ変えながら調査を重ねてきました。

上記の例のように，1つの現象を取り上げたとしても，そこからさらにたくさんの疑問がみえてくるはずです。そのうちのたった1つを取り上げればよいのです。関心を寄せていることについて「調べてみようかな？」といった気持ちさえあれば，そこから看護研究は始まります。

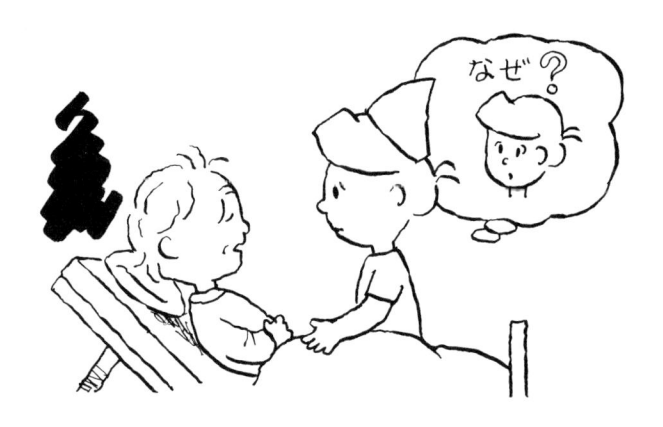

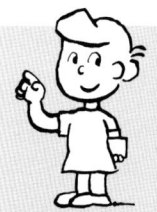

Step 2 解決したい問題をみつけよう

COLUMNS
日常の疑問点から研究テーマをみつけよう

　看護研究のテーマを，日常の看護業務からみつけた2人の看護師さんを紹介します。

●看護師Aさんの例

　Aさんは，食事の介助をする際に，飲み込むときに「むせる人」と「むせない人」がいること，また同じ人でも「むせるとき」と「むせないとき」があることについて，なぜこのようなことが起こるのだろう，むせる人とむせない人にはどのような違いがあるのかについて，日ごろから不思議に思っていました。

　そしてAさんは，むせる人（とき）とむせない人（とき）の違いがわかれば，食事のときむせないようにできると考えました。そこで，彼女は「むせる人（とき）とむせない人（とき）に関係する要因」を調べることに決めました。

●看護師Bさんの例

　Bさんは，日常的に行われている清潔ケアの際，なぜ全身の清拭と洗髪では使う湯の温度がそれぞれ違うのか，先輩の看護師さんに尋ねました。しかし，答えは「そんなこと常識でしょ」というものでした。いろいろな書物を読みましたが，その違いの理由について書いてある本は，全く見当たりませんでした。そこで，このBさんは「なぜ全身の清拭と洗髪に使う湯の温度が違うのか，その理由について」調べてみることにしました。

　Aさんは，日ごろから疑問に思っていたことを明らかにしたいということから，Bさんは常識と思われていることでも，詳しく調べてみたらそれを裏づける資料が何もなかったということから，それぞれ研究テーマが決まりました。

　この2人の例から，日常の中の「あれって何だろう」，「どうしてそんなことが起こるのだろう」，「なぜうまくいかないのか」などの素朴な疑問や実感が，そのまま研究テーマになるということがわかると思います。

2. 研究してみたいテーマが1つにしぼれないときはどうすればよいですか？

まず，興味や関心が高いものの中から，現実的に研究が可能な問題を研究テーマとして選びましょう。

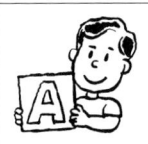

●テーマをしぼり込もう

研究してみたい題材がいっぱいあって，どれにしようか迷うときは，次に述べる手順で決めていくと，比較的簡単に決めることができます。

第1段階	今関心や興味のある問題をすべて書き出してみる
	↓
第2段階	興味や関心の高い順に優先順位をつける
	↓
第3段階	優先順位の高い問題の中で，自分自身や周囲の日常の看護業務に役立ちそうなものをいくつか選ぶ
	↓
第4段階	その中で，時間とお金や協力してくれる人の面から考えて，現実的に研究が行えるものを選ぶ

この順序にしたがっていけば，自分（あるいはグループ）の興味のある問題の中から，最も研究テーマとして適したものを選ぶことができます。

第1段階で解決したい問題点がたくさん出すぎてしまったら，最も身近なもので，自分の中で最も気になっている問題から書き出していってみましょう。書き出すことで，問題の方向を整理しやすくするためです。

しかし，それを全部研究することは至難のわざ。第2段階で興味や関心のある順にそれらを整理してみるとよいでしょう。この作業によって，今自分が何を研究したいのかがはっきりとしてきます。

次の段階で，さらにテーマをしぼります。優先順位の高いものの中で，

研究によって得られた結果が自身や周囲の業務に役立ちそうなテーマはどれかを探します。

さらに，その中で時間とお金や協力してくれる人の面から考えて，現実的に研究が行えそうなテーマを選んで残していくとよいでしょう。

3. 研究テーマは，漠然としたことでもよいのでしょうか？

この研究で自分のしたいことは何かということ，すなわち「何の，何について知りたいのか」ということは，具体的に表現できなくてはなりません。

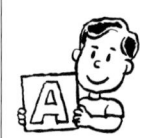

●研究テーマの明確化・具体化は研究の第一歩

研究テーマを決めるときはできる限り「何の，何について知りたいのか」という明確で具体的な方向性を持つことが必要です。

よくみかけるのが，「とりあえず漠然としたテーマを作っておいて，あとからはっきりさせればいいや」というパターン。研究の始まりにはいろいろなことに興味があるために，テーマをしぼりきれず，どのようなことを調べても可能であるように範囲の広いテーマ（例，看護師のストレスと職務満足度との関係など）を設定しがちです。しかし，このことがあとになって，大きな問題となってくるのです。

振り子を思い浮かべてみてください。支点の部分をそんなに振ったつもりはなくても，端のほうでは，すごく大きなぶれとなります。研究テーマ設定のときも，ちょっとしたテーマの揺れによって，あとで大きなぶれが起こってしまうのです。

したがって，「何の，何について知りたいのか」をはっきりさせること

が，研究の第一歩。これが明確になって初めて，このあとに説明する独創性や普遍性について検討が行えるのです。

● 振り子のぶれをそのままにしておくと？

初期段階の振り子のぶれならすぐに修正できますが，ある程度研究が進んでからでは「ときすでに遅し」。そうなると，研究の方向が定まらないまま，無理にもとの研究テーマに研究内容を近づけようとするために，結果をこじつけることになってしまいます。そのために目的と結果が全く食い違ってしまうことが起こりうるのです。

実例

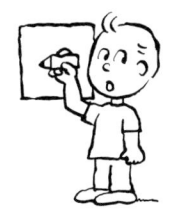

看護師A美さんが「入院患者さんの睡眠状況が，入院中の精神状態にどのように影響を与えるか」を研究テーマにして調べました。テーマを設定した当初は，睡眠状況と精神状態に関する調査をしていたのですが，研究を進めるうちに「家族関係と関係があるのではないか」，「ひょっとすると患者さん自身の性格が関連しているのかも」という興味がわき始めました。結局最後には，「入院患者の家族関係が睡眠および精神状況に及ぼす影響」という，最初の目的とは全く異なる方向へ進んでいってしまいました。

A美さんはこのことに気づいて，かなりこじつけて結果をまとめましたが，目的との整合性がとれなくなってしまいました。この場合，最初に研究テーマを設定するとき，「入院患者さんの，睡眠の深さと翌日の精神状態の関係を知りたい」などの明確で具体的な研究テーマを設定していれば，テーマにこれほどのぶれは生じなかったはずです。

自分の研究の方向性を見失わないために，研究テーマを設定するときには，自分は何がしたいのかを明確に，そして具体的に言葉で表すことが欠かせないのです。

4. 研究したいことは，何でも研究テーマとなるのですか？

研究したいことと研究テーマは必ずしも同じものでなく，研究テーマとするためには普遍性・独創性とも高いものである必要があります。

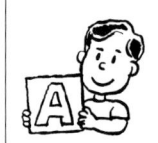

●研究として成り立つための2つの条件

Q2(27頁参照)の方法でテーマをしぼり込み，さらに研究の方向性を明らかにしたら，すぐにでも調べたいという気持ちが芽生えてくるのは当然です。もしあなたが報告書やレポートを作成するのならば，そのまま始めてください。しかし，研究をしようとする気持ちがあるのなら，そこで一度立ち止まってください。

これまでの説明から「疑問に思ったことはすべて研究テーマになる」と思われるかもしれません。しかし，「レポートと研究の違いについて」(19頁，Step1のⅡ-Q3参照)でも説明したように，研究であるということが第三者に明確に認識されるためには，一定の条件を満たす必要があります。

その条件とは，「疑問に思ったことが，① **研究者の興味本位でなく，日常の看護業務などに還元できるものであること**，さらに，② **まだその問題が未解決であること**」です。①を普遍性，②を独創性(オリジナリティ)といい，自分の研究したいテーマがみつかったときには，これら2つの条件が含まれているかを確認することが必要です。

●普遍性と独創性は研究テーマの両輪

普遍性と独創性，この2つの要素は相反するようにみえますが，研究

にとっては重要な要素となります。

　研究にとって，その得られた結果が自分の属する専門領域や社会に貢献できるものである(普遍性がある)ことは，不可欠な条件です。

　論文を読む読者の多くは，最初に研究テーマをみて自分の現在抱えている問題や，興味のある分野の研究か否かをチェックします。そうでない場合には，他の論文へと関心は移ってしまいます。したがって，普遍性の高い論文ほど読者の目にとまりやすく，自分の研究結果を利用してもらう可能性が膨らむことになるのです。

　しかし，単に誰にでも通用するテーマということだけでは研究とはいえません。研究というためには，研究をする人の独自の視点や発想がどれだけ反映されているかも重要な条件となってきます。つまり，普遍性が高くても独創性が低い場合(単なる人の真似)，独創性が高いが普遍性は低い場合(単なる自己満足)のいずれも，研究としての価値の判断基準となる専門領域や社会への貢献度は，極めて低いものとなってしまいます。

　普遍性と独創性のバランスのとれた研究を行うためには「自分の関連する分野や領域では今何が問題なのか」(普遍性)という問題意識と「その中で何が解決されていないのか」(独創性)という探究心を持ちつづければよいのです。

　独創性のある研究がなされれば，その結果が新しい情報として提供され，実践で用いられることによって，専門領域全体のレベルアップにもつながるのです。

5. 研究テーマに普遍性を持たせることは，なぜ必要なのですか？

研究の本質は，自分の属する専門領域や社会に貢献（＝普遍性が高い）することにあります。普遍性の高いテーマは，研究の道先案内人でもあります。

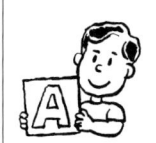

● 普遍性はなぜ必要？

研究の目的は，単に結果を出すことだけではありません。研究の本質は，**自分の属する専門領域や社会に貢献でき，役立つ（＝普遍性が高い）**ことにあります。したがって，普遍性の高い研究テーマを選ぶことが必要となります。

研究結果は，共通の問題を抱える人たちの目にとまり，実際の業務などに利用されて初めてその価値が生じるものです。さらに研究には，同じ問題を抱えている人たちに対し，その解決への糸口だけでなく解答までも与えるという役目があります。

自分の研究結果が，その病棟だけでなく病院全体で実際に業務の中でいかされたら，あなたは嬉しくなるでしょう。普遍性の高い研究テーマを選ぶことは，Step 1 の I -Q 2（3頁参照）で説明した「**研究は自分だけのためではない**」ということにもつながるのです。

● 普遍性のあるテーマは研究の道先案内人

研究というマラソンを走り始めるときは，自分のゴールはどこであるのか，つまり自分の研究目的は何で，それから得られた結果をどのように社会に貢献させていきたいのかをしっかり見据え，確認して始めることが必要です。

Q5 研究テーマに普遍性を持たせることは，なぜ必要なのですか？

ゴールの場所が確認できていれば，道に迷う心配はありません。研究テーマにおける普遍性は，研究の方向性を見失わないための道先案内の役割も持っているのです。

●**普遍性があるかどうかを確認するためには**

自分の決めたテーマが周囲の人に役立つものかどうか不安な場合は，同僚に「なぜこのようなことが起こるのかわかる？」と質問してみましょう。ほとんどの人から「なぜだろう，わからない」，「知りたい」という答えが返ってきたら，それは(少なくともあなたの周囲にいる人にとっては)役立つ研究となるはず。早速そのテーマに取り組んでください。

もし多くの人から「そんなことを調べて何の役に立つの？」などと言われたら，その研究は自己満足で終わってしまう可能性があります。その場合，テーマを再検討したほうがよいでしょう。

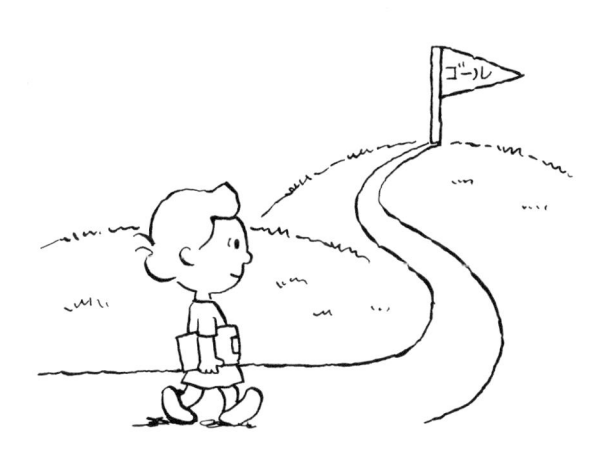

Step 2　解決したい問題をみつけよう

6. なぜ研究テーマに新しい視点や考え方（独創性）が必要なのですか？

これまで研究されてきたことの追試や再試では，読者の興味や関心の対象とはならないからです。研究に求められるのは，研究の視点やその内容の新しさなのです。

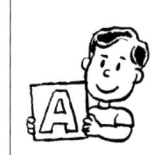

●**研究は独創性が命**

「独創性のある研究」とは，「独自の新しい考え方，発想による研究」，「まだ誰もその疑問に対して解答を出していない研究」，つまり**オリジナリティのある研究**といえます。せっかく時間とお金と労力を使っても，他人がしたことを単に真似するだけでは，何の喜びも感動も生まれてきません。研究は，絵や彫刻のような作品と同じく，人と違ったものを作ってこそ喜びが生まれるものなのです。

　他の研究者から注目してもらうためにも，他の人とは違う発想が必要です。研究というのは，「自分の研究は他の研究とは違う」，「自分は誰も気がつかないことに気がついた」という一種の自己主張の場でもあるのです。誰も取り上げていない独自の視点と発想に基づく，より独創性の高いテーマの設定は，高い評価を得ることにつながります。

　また，研究の使命の1つとして，常に新しい情報を提供することが挙げられます。そのために常に研究の内容には新しい発想や視点が必要とされているのです。

●**独創性の高いテーマとは**

　独創性のある研究テーマを選ぶためには，下記の要素が1つ以上含ま

れていることが必要となります。

> ① 自分の研究したい内容に関する研究が極めて少ないか，皆無であること
> ② 調べたい要因について，研究がされていないこと
> ③ 調べたい内容について，一致した研究結果が得られていないこと
> ④ これまでにない新たな視点での検討や検証方法があること

● **独創性の高いテーマを選ぶためには**

　独創性の高いテーマを選ぶためには，自身の興味や疑問に関する過去に行われた研究論文（文献）を数多く読んで，今回選んだテーマがすでに研究されているか否かを調べることが必要です。現在では，文献検索システムがありますので，比較的容易に検討することができるようになりました。文献については，のちほど詳しく説明します。

● **研究テーマを確認してみよう**

　さあ，研究テーマは決まりましたか。次の質問にすべて自信を持って「YES」と答えられたら大丈夫。
　早速，研究にとりかかりましょう。

> ① テーマに対して，今，強く興味（疑問）を持っているか
> ② 研究によって何を知りたいのかが具体的に示されているか
> ③ 研究の成果は自己満足でなく，社会に貢献できるものか（普遍性があるか）
> ④ テーマは人の真似でなく，自分のアイデアか（独創性があるか）

Step 2 解決したい問題をみつけよう

COLUMNS

オリジナリティが必要なのは，研究テーマだけじゃない！

　たくさんの文献を検索し，自分の研究したいことはすべてやり尽くされてしまっている，と相談に来る人は少なくありません。このとき，私は論文の中にある「研究に用いた対象と方法が記載された部分」をよく読みなさい，とアドバイスしています。いくつかの論文を読んでいると，研究テーマはよく似たものであっても，必ずこれまで用いられていない年齢層，方法論などがあります。これまで行われていない年齢層を対象としたり，異なった方法を用いれば，それがオリジナリティとなるわけです。

　自分のオリジナリティを見つけるためには，できるだけ多く自分の研究テーマと関連する文献を読むことをおすすめします。

例：糖尿病患者のセルフケア能力と自己管理との関係
　既存の論文の対象者：糖尿病患者全員（年齢，病気と関係なし）がほとんど。
　自身の研究の対象者：40歳代の病期5年以内糖尿病患者で，病期別に解析を行う。
　→この場合，対象者とその解析方法が明確にされている点で，過去の報告に比べ独創性が高い（考察でこの違いを強調できる）。

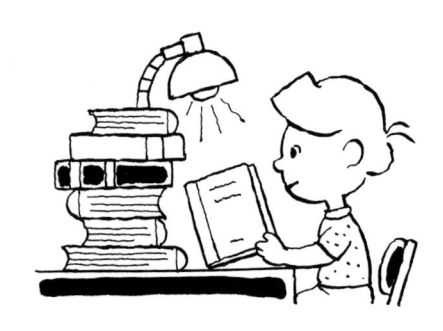

Step3

問題の解決に入る前に，これだけは準備しておこう

テーマは決まった，でも何から始めよう？
まずは文献を探しましょう。
それからお金のこと，時間のこと，協力してくれる人も。
この章で，研究に入る準備を始めましょう。

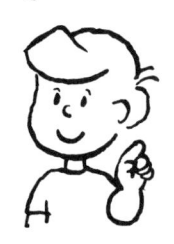

I 研究に役立つ文献を探そう

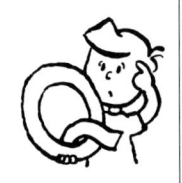

1. 文献を読むことで，何がわかるのですか？

文献とは，過去に行われた研究報告のことをいいます。文献を読むことで，自分が取り組もうとしている問題の，何が解決されていて，何が解決されていないかがつかめます。

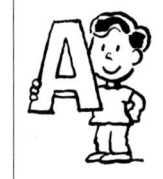

●文献は情報の宝庫

よく「文献」という言葉が使われますが，そもそも文献とは何でしょうか。

文献とは，自分の研究分野（領域）に関連する研究論文，調査記録など，すべての論文を指します。これらを読むことで，① これまでどのような研究が行われ，② 何がわかっていて，何がまだわかっていないかを知る手がかりとなります。これらの情報は研究の重複を避け，独創性のある研究を行う上で重要な情報となります。**文献とは，研究のための情報の宝庫**といえるのです。

読み終わった文献は，そのつど表にまとめて整理しておくとよいでしょう（図3-1）。あとで，大変役に立ちます。

●文献を検索しよう

現在では，自分の研究領域の論文がどの程度あるか，それはどこの雑

図 3-1 文献のまとめ方

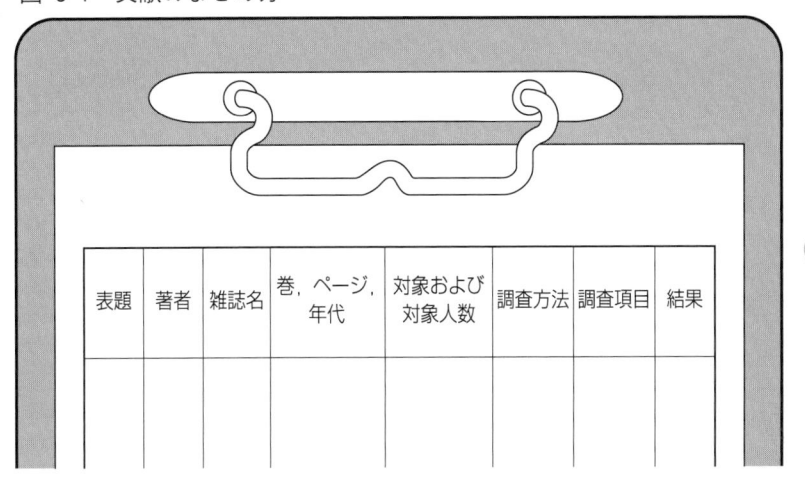

表題	著者	雑誌名	巻, ページ, 年代	対象および対象人数	調査方法	調査項目	結果

Step 3

誌(研究誌)に載っているか,インターネット(医学中央雑誌,CINAHLなど)を用いてすぐに検索することができます(48頁,COLUMNS 参照)。

　論文の選び方としては,古い論文をたくさん集めるよりも,**これまでの研究に関する経緯が具体的で,詳細に記述されている最新の論文を選ぶ**とよいでしょう。さらに,論文の最後についている文献リストに目を通し,その関連領域の論文に共通して用いられている論文を探し,手にいれておくとよいでしょう。それは,その領域には欠かせない論文である可能性が高く,その論文が文献リストにあることが,あなたの研究の信頼性を高める根拠となることがあるからです。

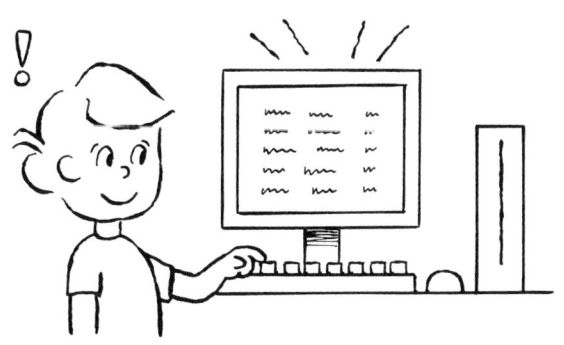

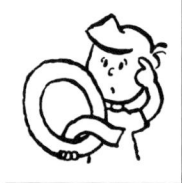

2. 質の高い研究をするためには，どのような文献を読めばよいのですか？

できるだけ研究内容の優れた質の高い文献を読むことをおすすめします。そのためには，その論文が質の高いものであるかどうか，正しい判断ができなければなりません。

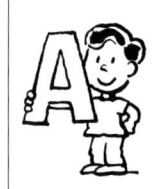

● 論文の質を正しく判断するには？

　論文を書くときに用いる文献はどんなものでもよいかというと，決してそうではありません。その文献の質が自身の論文の質を決めるといっても過言ではないのです。

　したがって，できるだけ研究内容の優れた質の高い文献を選ぶことが必要です。文献の質を正しく判断するためには，論文に書いてあることすべてを鵜呑みにせず，その研究の優れている点はどこか，不足している点はどこかを明確にしていく作業，すなわち**クリティーク**を行うことが必要です。

　このクリティークの作業には，単に質の高い論文を選ぶだけでなく，論文を批評しながら読むことにより，質の高い研究とはどのような研究かということの理解ができるという利点があります。どのような論文が質の高い論文かという目安を，チェックリスト（図3-2）に示しました。論文のクリティークは，このリストに沿って行ってみてください。

I-Q2 質の高い研究をするためには，どのような文献を読めばよいのですか？

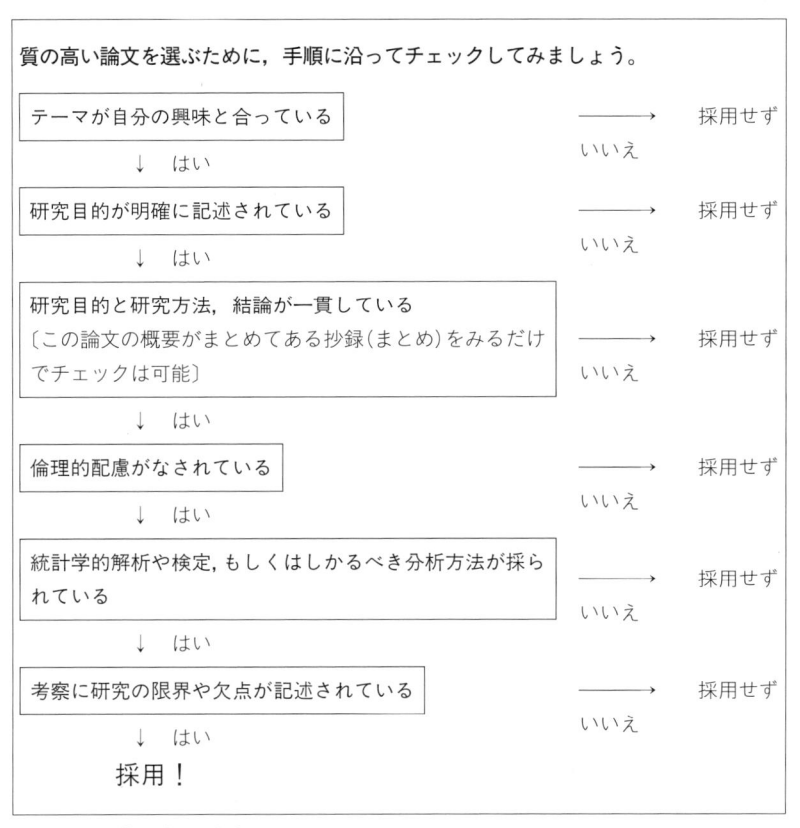

```
質の高い論文を選ぶために，手順に沿ってチェックしてみましょう。

┌─────────────────────────────┐
│ テーマが自分の興味と合っている    │ ──→ 採用せず
└─────────────────────────────┘   いいえ
         ↓ はい
┌─────────────────────────────┐
│ 研究目的が明確に記述されている    │ ──→ 採用せず
└─────────────────────────────┘   いいえ
         ↓ はい
┌─────────────────────────────┐
│ 研究目的と研究方法，結論が一貫している │
│〔この論文の概要がまとめてある抄録（まとめ）をみるだけ │ ──→ 採用せず
│ でチェックは可能〕              │   いいえ
└─────────────────────────────┘
         ↓ はい
┌─────────────────────────────┐
│ 倫理的配慮がなされている          │ ──→ 採用せず
└─────────────────────────────┘   いいえ
         ↓ はい
┌─────────────────────────────┐
│ 統計学的解析や検定，もしくはしかるべき分析方法が採ら │ ──→ 採用せず
│ れている                      │   いいえ
└─────────────────────────────┘
         ↓ はい
┌─────────────────────────────┐
│ 考察に研究の限界や欠点が記述されている │ ──→ 採用せず
└─────────────────────────────┘   いいえ
         ↓ はい
         採用！
```

Step 3

図 3-2　質の高い論文のチェックリスト

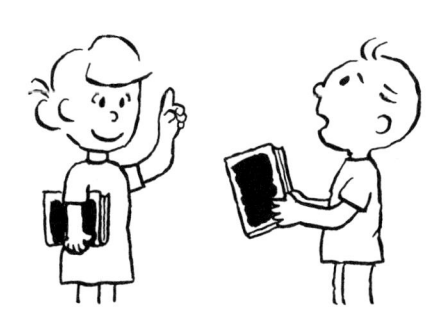

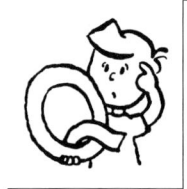

3. 文献はいつ読めばよいのでしょうか？

自分が何を研究したいのかがわからないときに文献を読むのは，好ましいことではありません。研究の方向が具体的になってから読み始めるほうが効果的です。

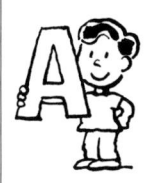

● **文献はガイドブックと考える**

文献はいつ読めばよいのでしょうか。文献を読むタイミングは大きく3つに分けられます（表3-1）。最初は，**自分が何をしたいのかあるいは少し方向性がみえてきたとき**，2番目は**研究の方向性が決まって実際に研究に取り掛かろうとするとき**（一般的には研究計画を立案する時期），最後に，**調査の結果が出て，その結果の妥当性の検討やその解釈を行おうとする時期**です。

この3つのタイミングで特に，初めて論文を読む第1段階には注意が必要です。なぜなら，研究の目的もわからないうちに読み始めると，何

表 3-1　文献を読む3つのタイミング

読む時期	読む箇所	読むポイント
研究の方向性が決まった研究準備期	目的	これまでの研究の経緯は？
研究計画期	対象・方法	どのような対象を，どのように集め，どのような方法で，どのような項目について調べているか
研究完成期	結果 考察	どのような結果が出ているか それをどのように解釈しているか

を調べたいのか，余計にわからなくなってしまう危険性があるからです。

　文献とは，旅行でいうとガイドブックやパンフレットのようなもの。旅行をするときには，ある程度行き先が決まってからガイドブックを読みますね。文献も同様に，研究の方向性が具体的になってから読み始めましょう。この段階で文献を読むことで，自分の研究したい領域についてどこまで明らかにされているのか，まだ解明されていない点はどこかを知ることができ，研究の方向性をより具体化することができます。

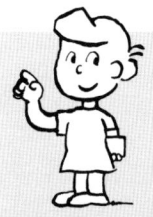

COLUMNS
文献の役割と読み方のコツ

　文献には，大きく分けて3つの役割があります。その役割から，効率的に文献を読むコツを紹介しましょう。

● 1つ目の役割

　自分がしたい研究領域のこれまでの研究の経過とその概要を知ることができる：研究テーマをより具体化するときに役立ちます。

　▶読み方のコツ！　これまでの研究の経過を知りたいときは，「はじめに」や「緒言」を読むとその問題の現状が書かれていますので，大変参考になります。

● 2つ目の役割

　どのような方法で調査がなされているのか，どのような項目が使われているのかなど，**実際に調査を行う場合や問診票を作るときなどの参考となる**：研究計画を作成するときに役立ちます。

　▶読み方のコツ！　「方法と対象」を読むと研究方法が詳しく書かれていますので，自分の研究の参考になります。

● 3つ目の役割

　研究で得られた結果を文献で報告された結果と比較することにより，**自分の研究の妥当性や欠点を考えることができる**：得られた結果に対する考察を加えるときに役立ちます。

　▶読み方のコツ！　他の研究との比較をしたいのなら「結果」を，結果に対する解釈を参考にしたいのなら「考察」を読むとよいでしょう。

Step 3 問題の解決に入る前に，これだけは準備しておこう

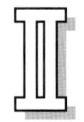

II 研究に入る前に，これだけは準備しておこう

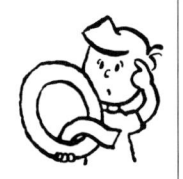

1. 研究を始めるときの心構えについて，教えてください

研究とは研究する人の一方的な要望や身勝手だけで行うものではありませんので，何(人，結果など)に対しても常に謙虚であることが必要です。

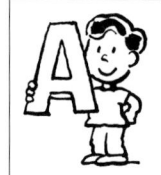

● 研究が「暴力」になるとき

　研究を進めていると，研究を行うことを特権のように感じてしまう危険性があります。「あの患者さんは調査に協力的でない」などと，研究に協力することを当たり前のように感じてしまうことはありませんか？

　しかし，よく考えてみてください。患者さんは**調査に協力するために入院してきたのではなく，病気を治すために入院してきた**のです。彼らにとって，研究対象となることは自分の本来の目的，つまり療養し治療することとは全く関係のないことなのです。自分の目的とは違ったことで，質問に答えたり，調査用紙に記入することを強要されたりするのは，患者さんにとっては大きな負担となります。そのことを研究する側が忘れて患者さんに協力を求めてしまうとき，研究は患者さんにとって「暴力」になりうるのです。

● 研究は謙虚さを持って

　研究を「研究という名の暴力」にしてしまわないためには，「調査を依頼

することは，患者さんにとっては大きな負担になる。できるだけ調査に協力してもらえるようにお願いしてみよう」という謙虚な姿勢が必要です。

　また，病棟の中で研究を始める場合，「私は研究をするのだから，少しは業務内容や時間に配慮を加えるべきだ」，「なぜ他のスタッフは，私にもっと気を遣ってくれないの」という気持ちが芽生えることがあります。

　しかし，研究とは調査を依頼する人やその人が属する機関との協調があって初めて行うことのできるもの。「自分が研究をすることで，他のスタッフに迷惑をかけるかもしれない。できるだけ業務の時間外で行うが，もしできないときにはそのときは協力してもらおう」という気持ちが必要です。

Step 3

●**得られた結果に対しても謙虚さを持って**

　研究の結果，自分の予想していた結果と全く異なる結果が得られる場合があります。そのときに，「患者さんがきちんと答えてくれなかったせいだ」，「この結果は間違っているから，使いものにならない」などと考えてしまいがちです。

　しかし，自分の予測しない結果が出たときも，それをすぐに否定するのではなく，その原因はどこにあるのかを1つひとつ検証していくことが必要です。

　また，ある対象に協力してもらって結果を得られた場合，その結果はすべて自分のものと考えないでください。調査に協力してくれた人へのお礼として，必ず結果を報告しましょう。例えば，患者さんから面接調査によってデータを得た場合，個々に結果を報告しなくてもよいですから，最低限，単純集計（項目別の回答割合）だけでも報告するようにしてください。

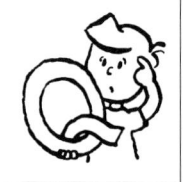

2. 実際に研究に入る前に，準備しておくものはありますか？

研究を始めるためには，最低限，① 研究する環境，② 研究に協力してくれる人，③ 研究費を準備しておくことが必要です。

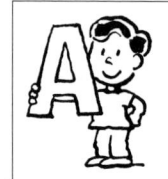

研究というのは，自分1人の力でできるものではありません。必ず誰かの助けが必要となります。そこで研究を行う場所，一緒に研究する人への依頼が必要です。また，研究に必要な文房具の購入，アンケートなら問診票の印刷や，協力者に対するお礼など，いろいろとお金もかかりますので，必要な予算の確保が必要となります。

●研究する環境を整える

研究する環境には，研究者の周辺の背景（勤務場所，被調査者など）と，研究者の個人的背景が含まれます。

研究とは，研究者の一方的な要望だけでできるものでなく，**調査場所や調査対象者の協力**が必要です。スムーズに研究が始められるように必ず，事前に打ち合わせを行い，研究実施に関する了解と協力の可否を確認しておく必要があります。

また，研究者の個人的背景として，研究経験，勤務体制，研究時間，研究指導者について問題がないか，研究に対する上司や同僚の了解や協力などの条件がクリアされていることが必要です。

上司からの指示で研究をする場合も，その旨を同僚に伝え，時間の調整をお願いしておきましょう。それにより周囲の協力体制も構築でき，十分な研究環境が整えられます。

●予算の算段はぬかりなく

　予算（研究に必要な費用）は，調査・研究を続けていく上で必要不可欠な条件です。特に研究前の予算の算定は，研究の継続に不可欠です。実際に研究が始まってから足りなくなっても，どうすることもできません。たとえ予算が十分にあったとしても，どんぶり勘定ではなく，どのくらいあって，どの程度まで使えるのかという具体的な予算計画を立てることが必要です。

　予算がなければ，予算を調達する必要があります。関連の財団などに研究費を申請するか，それとも自腹を切る（研究をする人の個人財産）かのどちらかとなります。研究費を申請する場合，費用をもらってから，研究を始めてください。「取らぬ狸の皮算用」で，その予算を当てにして研究を始めてしまうと，もらえなかった場合は自腹を切らなくてはなりません。

　研究の計画を立てるのは予算調達の見通しが立ってから，というのは鉄則です。逆に，あらかじめいつごろ研究を行うという予定を立てた上で，それに向かって予算を調達する方法もあります。

●研究は1人ではできない

　研究をするときに欠かせない協力者として，① 実際に研究に携わる人，② 調査に関連する作業をしてくれる人，が挙げられます。

　① 実際に研究に携わる人

　研究を1人で行う場合は特に問題はありませんが，2人以上で行うときには様々な取り決めをしておくことが必要となります。

　研究を始める前にあらかじめ解析を行う部分を，明確に決めておく必要があります。なぜかといいますと興味のある部分が重なったとき取り合いのけんかになってしまうことがあるためです。

　② 調査に関連する作業をしてくれる人

　特に面接調査では，調査員の人数と作業を依頼する期間について決めておくことが必要です。調査の前に必要な対象者数の目安をつけて，あらかじめ依頼しておきましょう。

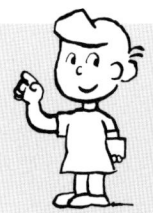

Step 3　問題の解決に入る前に，これだけは準備しておこう

COLUMNS

手がかりとなる文献を探そう！
看護分野の代表的文献検索サイト

●国内版
1. 医学中央雑誌：医学系和雑誌の文献データベース。
2. JMEDplus：国内発行の資料から医学，薬学，歯科学，看護学，生物科学，獣医学などに関する文献情報を収録。
3. 国立国会図書館雑誌記事索引：医学系を含めた全ジャンルの日本の学術雑誌論文の検索が可能。
4. メディカルオンライン：医学系文献の検索やダウンロードサービスを提供するサイト。
5. JAIRO：学術機関リポジトリに蓄積された学術情報を横断的に検索できる。
6. J-STAGE：国立研究開発法人科学技術振興機構(JST)が運営する電子ジャーナルの公開システム。
7. Google scholar：Google が論文や学術誌などの学術用途に対して提供している検索サービス。

●国際版
1. CINAHL(Citation of Nursing & Allied Health)：看護と関連領域文献の検索，引用文献を収録。契約が必要です。
2. MEDLINE(PubMed)：アメリカ国立医学図書館の医学関連文献を無料で検索できるデータベース。
3. MEDLINEplus Health Information：アメリカ国立医学図書館の保健医療情報。健康関連ニュース記事や関連 web サイトの検索ができます。
4. MedBioWorld：医学系の雑誌，学会，データベースなど網羅的にリンクしてあるデータベース。

〔参考〕
一次資料：雑誌論文，図書などの文献そのものをいう。
二次資料：一次資料を探すための資料。文献検索ツール，索引誌・抄録誌・総目次・総合目録などをいう。

Step4

問題の解決のための手段を決めよう

いよいよ研究計画を立てましょう。
対象者，検査方法，解析の方法…。
ちょっと大変ですが，1つひとつクリアしていきましょう。
この章できちんと計画を立てておけば，研究がスムーズに進められます。

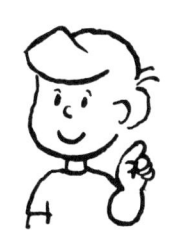

Step 4　問題の解決のための手順を決めよう

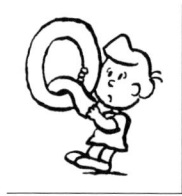

1．研究計画とは何ですか？

研究計画とは，研究の行程を示す「カーナビ（NAVI）」のようなものです。さらに研究の手順を示すマニュアルの役割も持っています。

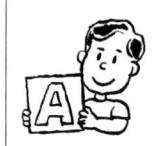

●**研究計画は，研究を進めるためのNAVI**

　研究計画とは何かについて，カーナビ（NAVI）を例に説明しましょう。

　乗用車で知らないところへ行くとき，NAVIを使うと便利ですね。目的地まで誘導してくれるので，安心して運転できます。NAVIを使わずに行くと，遠回りをしたり，目的地に着かないことだってあります。

　これは研究にも通じるお話。よく見かけることですが研究計画を立てずに，「思い立ったが吉日」とばかりに研究を始め，結果的には「実際にやってみたけれど失敗した」ということがあります。

　研究計画とは，研究におけるNAVIのような役割を持っています。

　研究計画は，「いつ，どこで，誰に，どのようなことを，どのような研究で，どのような方法で」研究を行えばよいのかという方法や手順を明確にする役割を持っています。先の行程がわかっていれば，不安なく研究を進めることができます。

●**共通の認識を持つためのマニュアル**

　1人で研究する場合は個人の判断で進めることが可能ですが，複数で研究に関わるときには，それぞれの人が勝手な解釈や思い込みで研究を行ってしまうと，適切な結果が得られなくなってしまいます。しかし研究計画があれば，調査に関わる人全員が同じ方法で，同じ手順で進める

ことができます。**研究計画とは，問題が生じたときの対応方法や，研究を進める上での共通の認識を得るためのマニュアル**の役割も持っているのです。

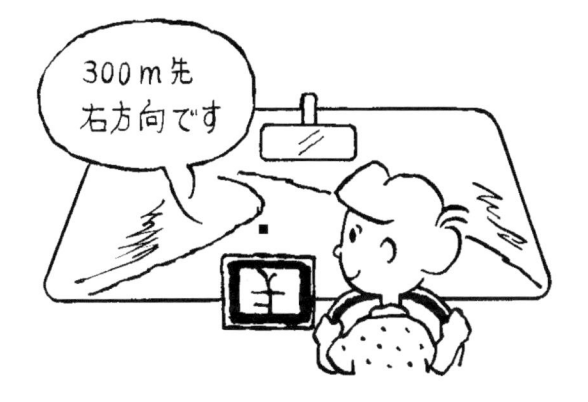

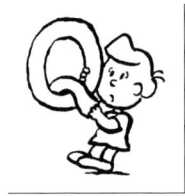

2. 研究計画は，どのように作ればよいのですか？

研究を進めていくために必要な手順「5W1H」にしたがって，具体的に記述していけばできあがります。

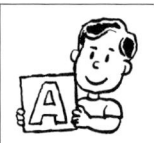

●研究計画の原則は「具体的に，わかりやすく」

「研究計画の立案はセレモニーみたいなもの。適当に作っておけばいいや」というのは大きな間違いです。研究が計画的に行われないと，途中で方法や手順がわからなくなってしまったり，必要な情報が収集できなかったりして，中途半端な研究に終わってしまう可能性があるからです。

研究計画を作成するときの原則は「具体的に」，「わかりやすい言葉で」，「細部まで詳細に」，「明確に」記述するということ。このとき，Q1でも述べましたが，研究で生じる問題を想定して，その対応方法についても記述しておくとよいでしょう。

●研究計画の基本は5W1H

研究計画には，基本的に下記に示した項目が含まれます。

何を(What)	：どのようなことを(目的)
誰が(Who)	：誰が研究を行うのか(調査者)
どこで(Where)	：調査する場所はどこか(調査場所)
誰に(Whom)	：どういう人について調べるのか(対象者)
いつ(When)	：どのようなタイムスケジュールで(調査時期)
どのようにして(How)	：どういう方法で調べるのか(研究方法)

上記の内容について，順序立てて具体的にみていきましょう（表 4-1）。これらの要件を順に記述すれば，研究計画はできあがります。

表 4-1　看護研究の 5 W I H

何を（What）	どのような人の，何について調べたいのか（研究目的）
誰が（Who）	研究に直接携わる人は誰か（個人研究か，共同研究か）？
どこで（Where）	調査場所（地域，病院，その他）で
誰に（Whom）	どのような対象（住民，入院患者など）を どのようにして選んで（全数，標本抽出など）
いつ（When）	調査はいつからいつまで（タイムスケジュールの作成）
どのようにして（How）	1．データの収集方法 　どのような情報（自覚症状，生活背景，心理的要因など）を 　どのような手段（どのような方法で，実際に誰が）を使って 2．倫理的配慮の方法 　情報を集める上で生じる倫理的問題をどのように解決するのか（プライバシーの保護，インフォームドコンセントなど） 3．どのような解析ソフトを用いて 　どのような解析手順で（どういう結果を，どのように） 4．調査終了後の対応方法 　いつまでに（学会発表時期，報告書の作成など） 　誰が（共同研究の場合はその分担者） 　どの部分（解析の分担）を 　どこ（解析結果の範囲）まで加工するのか

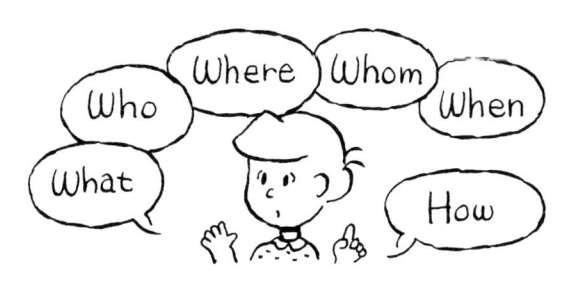

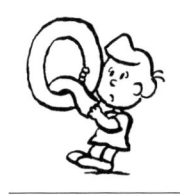

Step 4　問題の解決のための手順を決めよう

3. 研究目的には，何を，どのように書けばよいのですか？

研究目的の設定は研究計画を作成する第一歩。自分が何について，どのように研究したいのかを具体的に，わかりやすく書くことが必要です。

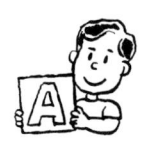

● **研究テーマをより具体的に**

　研究テーマが「何について知りたいのか」という漠然としたものであるのに対し，**研究目的は何について研究したいかをできるだけ具体的に記述したもの**です。つまり，「実際に何がしたいのか。また何について知りたいのか」ということが，研究目的なのです。この「実際に」とは，自身の持っている最も具体的な興味や疑問そのものと理解してください。

　循環器疾患の病棟に勤務するAさんを例にして，説明しましょう。

実例

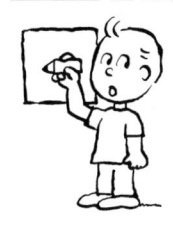

Ⅰ　気づき　あるときAさんは，狭心症で入院後の患者さんには<u>落ち込む人が多いことに気がついた（落ち込まない人もいる）</u>②。<u>この差はどこにあるのだろう</u>①。ひょっとして，<u>看護師の対応の仕方に問題があるのでないか</u>②。この傾向は<u>中高年の軽症から中等症の人</u>②によくみられる。

　　　↓　←最も知りたいこと（下線部①）を中心に

Ⅱ　研究テーマ　狭心症を持つ患者さんの入院後の気分の変化に関連する要因を明らかにすること

　　　↓　←下線部②の要因を加え，より具体的に

Ⅲ　研究目的　<u>中高年の軽症から中等症の狭心症を持つ患者さん</u>の入院後の<u>精神的な落ち込みの有無</u>に影響を及ぼす<u>看護師の対応</u>に関する検討

Aさんのように自身の疑問や興味(誰の, 何を, どのようにして)をそのまま反映させていくことで, 立派な研究目的となります。
　研究目的が具体的で明確であるほど, 自分の研究内容がしっかり把握でき, より現実的な計画を作成することができるのです。

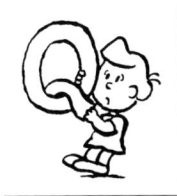

4. なぜ, タイムスケジュールを作成する必要があるのですか？

タイムスケジュールは,「いつごろまでに何をするのか」という研究の見通しを立てるために必要不可欠なものです。

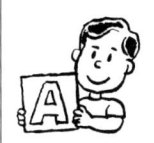

●研究の中で「時間の目安」は重要な要素

　研究の途中で時間切れとなり, 中途半端な研究しかできなかったケースをこれまで数多くみてきました。彼らに共通するのは研究に関する時間的予測をしていなかったこと, つまりタイムスケジュールを立てていなかったことです。スケジュールを立てていないと, 研究を中断せざるを得なくなったり, 信頼性の低い研究結果となってしまう危険性もあります。
　「期限のない研究」はありません。**時間的な予測を立てるためにも, タイムスケジュールは必要不可欠なもの**です。
　また, タイムスケジュールは個人の予定としてだけでなく, 調査を依頼した施設や人がいる場合, 研究に関する時間的な目安を示し, 了解や協力を得るために必要な資料となります。

Step 4　問題の解決のための手順を決めよう

●余裕があるから大丈夫？！

ここで，タイムスケジュールを考えていなかったために締め切りに間に合わなかったE子さんの例から，その失敗の理由を考えてみましょう。

実例

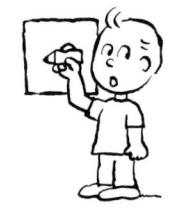

看護師E子さんは，臨床3年目の看護師。研究結果を院内の紀要に投稿するようにいわれ，早速研究に取りかかりました。

研究を始めたのは締め切りの半年前だったため，まだ余裕がありましたが仕事の合間をぬっての研究ですので，なかなか思うように進行しません。残り半月という時点でやっと調査が終わり，本文の作成に入りました。

しかし病棟には重症患者が多く，論文にとりかかる時間が作れないまま，ついに締め切りの日を迎えることになってしまいました。

↓なぜ，締め切りに間に合わなかったのでしょうか。

一番の原因は，時間的な予定を立てずにいき当たりばったりで研究を進めてしまったことです。仕事をこなしながらの6ヶ月というのは決して長い期間ではありません。何よりもE子さんは時間に対する認識が甘かったのです。

↓では，どうすればよかったのでしょうか。

いつまでに調査をして，原稿を書くというタイムスケジュールをきちんと立てていれば，このような失敗をしなかったはずです。

●時間の目安には余裕を持たせて

タイムスケジュールを立てるときに注意してほしいのは，タイムスケジュールはあくまでも時間の目安であるということ。あまり厳密な計画を立てると，それがプレッシャーとなってしまいます。少し余裕を持ったタイムスケジュール（個々の手順に要する期間は少なくとも1～2週間

Q4 なぜ,タイムスケジュールを作成する必要があるのですか?

程度は見積もる)を立てることをおすすめします(表 4-2)。

表 4-2 最も基本的なタイムスケジュール

研究の手順	時期
調査票の作成	年　　　月ごろまで
(調査員のトレーニング	年　　　月ごろまで)
(予備調査	年　　　月ごろから　　　月ごろまで)
本調査	年　　　月ごろから　　　月ごろまで
結果の入力・解析	年　　　月ごろまで
結果の公表	年　　　月ごろまで

Step 4

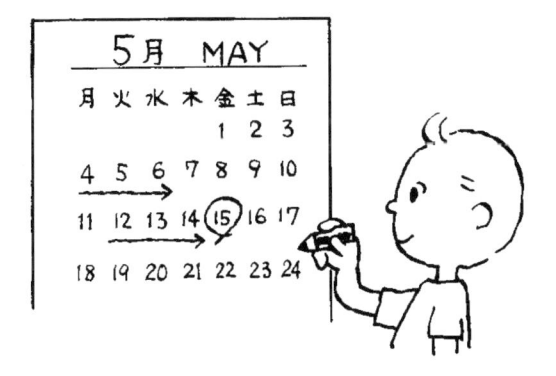

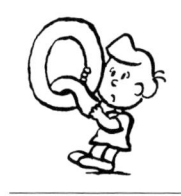

5. 対象者は、どのように設定すればよいのですか？

対象者については、① 対象の範囲を明確にすること、② 特定の人を選ぶのではなく、まんべんなく選ぶこと、が必要です。

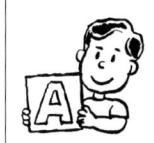

●対象者選びは研究のキーポイント

研究をする人が不安に思うことは、「どうすればよい結果が出るか」ということで、「どのように対象者を選べばよいか」という不安を持つ人は少ないようです。しかし、研究がうまくいくか、いかないかは、対象者選びにかかっているということを忘れてはなりません。**結果は対象者から得られるもの**であって、したがって「対象者選びは、いわば研究の命」。対象者の設定の仕方について、具体例を挙げながら詳しく説明していきましょう。

●対象の範囲を明確にしよう

対象者の選定には、まず研究目的に応じた対象の範囲を明確にする必要があります。つまり、どういう疾病の、何歳から何歳までのどのような状態（重症度）について調査するのかを、あらかじめ設定しておくことが必要です。「とにかく対象者の数を集めよう」というのは失敗のもとです。

例えば30～85歳までの患者全員を対象として、入院後のコーピングについての検討を行うとしましょう。この設定は妥当でしょうか。

適切とはいえません。なぜなら、30歳と85歳では心理的な適応反応の程度が異なるために、その結果が何を意図しているのかわからず信頼性のあるデータとはいえないからです。特に、30～85歳の対象者の分布が若年

者，あるいは高齢者に偏っていた場合，その結果は何の意味も持ちません。

この場合，疾患の重症度も考慮に入れて，「50歳代の男性で，軽症のものを対象とする」というように，対象者の範囲を明確にする必要があります。30〜85歳の対象者についての検討を行うとすれば，解析の際にその属性(性，年齢，重症度など)別の検討が必要となります。

●特定の人を選ぶのではなく，まんべんなく選ぼう

患者さんに調査を依頼するとき，どのような患者さんに声をかけますか。おそらく調査をしやすい人に協力を依頼することが多いと思います。協力してくれる人の特徴は「若くて，病気の程度が軽くて，物ごとを頼みやすい」人かもしれません。この主観によって選んだ対象から得られた結果は「若くて，病気の程度が軽くて，物ごとを頼みやすい」患者の状態を調べただけであって，その疾病全体の特徴を調べたことにはならないのです。

では，どうすればよいのでしょうか。原則として，**対象者は調査する人の意思や主観が反映されないこと，さらにその対象はその母体(例えばその病棟に入院している患者さん全員)となる集団の代表であること**が必要です。その条件を満たした対象者の選び方として，① 対象者全員に

表 4-3 まんべんなく対象者を選定する方法

対象者の選定方法	具体的な方法	利点
①対象者全員に行う	調査前に調査対象の特性を限定せずに，すべての患者さんに調査を依頼する方法	患者さん全員に調査を行うため，調査に協力してくれそうな人を選ぶといった調査者の意思や主観は全く反映されない。
②対象者の中から無作為に抽出を行う	患者さん全体を年齢や重症度別に分類し，その人たち全員あるいはその一部の人を抽出して行う方法	年齢と重症度による分類の中から選択されるために，対象者の背景要因(性，年齢，重症度など)が偏らず，まんべんなく対象者を選ぶことができる。

行う方法,②対象者の中から無作為に抽出を行う方法の2つがあります（表4-3）。

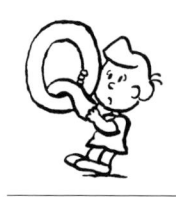

6. なぜ対照となる集団を設定する必要があるのですか？

特定の患者集団の特徴を明らかにするためには，対照（目的とする疾患や状態を持たない）となる集団と比較することが必要だからです。

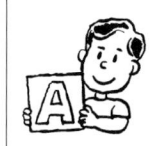

● **判断の基準を明確に**

看護研究で，研究対象が，ある特定の疾病の中でもさらに限られた状況にある患者さんであるにもかかわらず，「その疾病を有する患者さん全体の特徴である」とする結果を目にすることがあります。これは正しい結果とはいえません。

仮に「循環器疾患を持っている人の喫煙率が50％と高い割合を示した」とする報告があったとしましょう。確かに50％は高いかもしれません。しかし，この場合何を基準にして「高い」と判断したのでしょうか。調査者の主観でしょうか。そもそもこの場合，循環器疾患を有する患者の喫煙率は本当に高いといえるのでしょうか。

これらの問題点に答えるためにも，他の集団，つまりこの例の場合では，循環器疾患を持たない人と比較することが必要です。そこで，対照とする集団の喫煙率と比較して，循環器疾患を持つ患者の喫煙率は高いのか低いのかを判断する必要があります。

つまり，調査をする場合には**対象となる母集団（特定の患者集団）だけを調べるのでなく，必ずそれに対する対照となる集団を設定する必要が**

あることを覚えておいてください。

● **本当にそれは,「その疾患を持つ患者特有のもの」ですか?**
　看護研究でよくみかける研究として,「○○の疾患を持つ人のコーピングとその対応」というような, ある特定の疾患や状態を持った患者さん全体像に関するものがあります。この場合, 確かにその疾患を持った患者さんの状況はわかります。しかし, その状況が本当にその疾患だけにみられるものなのか, 他の疾患を持つ人にもみられるものかどうかという疑問が生じるはずです。もしかしたら, 他の疾患でも同じような状況がみられ, その疾患特有のものではないという可能性もあります。

　この疑問についての解答は, この研究からは得ることができません。なぜなら, この研究ではある特定の疾患を有する患者さんのみが研究対象であり, 比較すべき対象が設定されていないからです。

　コーピングとその対応がその疾患特有のものか否かを調べるとき, 2つの方法があります。1つ目は, 全く異なる疾病や状況を持っている対象と比較を行う方法, 例えばがん患者について調べたいのなら, がんを持たない患者さんとの比較を行えばよいのです。2つ目は, 最初の方法が物理的に困難であった場合に, その疾病の重症度別に比較する方法があります。これらの方法を用いることで, その疾病を持つ患者さんの状況の特徴を, より明確に把握することが可能となります。

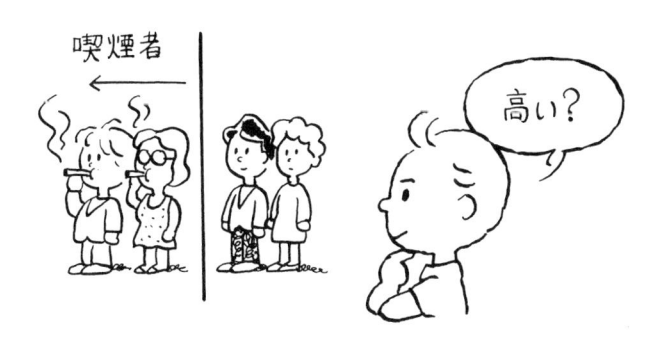

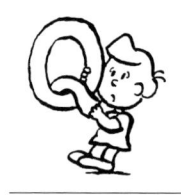

7. 調査項目（変数）は，どのように設定すればよいのですか？

調査における興味の対象となる変数（従属変数）を"主役"として，調査で関連の有無や程度を知りたい変数（独立変数）を"脇役"として選びます。

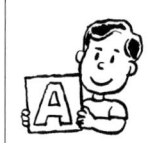

研究目的を解決するためには，眺めているだけでは，何の答えも出てきません。そこで，結論を導き出すためには調査が必要となります。

変数というのは，その**調査の中で自身の疑問の解決のために用いられる調査項目**のことをいいます。つまり「どのような変数を設定するか」といわれたら「どのような調査項目を設定するのか」のことと思ってください。

調査によって測定される属性（性，年齢など）や要因（身長，体重，ストレスの有無など）といった変数を，ドラマやお芝居でいう役者と考えてください。役者の中には主役とそれを引き立てる脇役がいますね。役者の選び方によって，そのドラマやお芝居がおもしろいものか，つまらないものかが決まるのです。

研究においても同じことがいえます。手当たり次第に変数を選んだとしたら，せっかく調査をしたとしても，実りのない研究となってしまいます。調査における変数選びは，意味のある研究か，そうでないかを分ける重要な鍵となるのです。

● まずは主役から

選ぶときには，まずは主役を決めることが必要です。決め方としては，① 主役を決める，② 脇役は重要なものから決める，③ 主役とも脇役とも

ならないが，両方に影響を与える役を決める，という手順で行うとよいでしょう。

研究の中で主役とは「従属変数」，脇役とは「独立変数」と呼ばれているものです。主役は，比較的早く決まります。研究の中での主役とは「何について知りたい」の「何に」に当たるものです。主役なら「主役」と誰にでもはっきりとわかるよう具体的に明示しましょう。

> **MEMO　従属変数，独立変数とは？**
>
> 「従属変数」とは目的変数とも呼ばれ，研究において興味の対象となる事象（疾病，状況など）のことをいいます。「独立変数」とは説明変数とも呼ばれ，関連の有無あるいはその程度を知りたい要因のことをいいます。
> 例えば，「高齢者の入院後直後に生じるせん妄に及ぼす本人の性格の影響」を研究テーマとすると，従属変数は「高齢者の入院後直後に生じるせん妄」であり，独立変数は「本人の性格」となります。

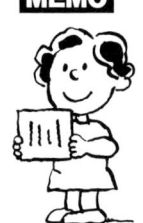

● 脇役にも順序がある

脇役とは，例えば研究の目的が「A という状態の有無と関連する要因を知りたい」であった場合には，「関連する要因」のことをいいます。この脇役の中にも順序があり，そのドラマや芝居に影響を与える役（直接的に関連する要因）からエキストラ（何かの要因を介して間接的に関連する要因）までがいます。

そこで影響力が大きい脇役，つまり直接的に関連する要因の中でも，重要な位置を占めるものから選んでいくことが必要です。

選ぶ順序は，最初に「既存の文献において，共通に関連が認められている要因（どの文献でも検討に用いられている要因）」(72頁，MEMO参照)，次に「オリジナリティのある要因（他の研究にない自分独自が検討する要因）」の順です。

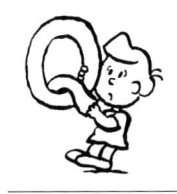

Step 4 問題の解決のための手順を決めよう

8. 調査方法はどのようにして決めればよいのですか？

調査方法は，研究目的だけでなく，研究の規模や予算，調査内容などを総合的に考慮した上で慎重に決めることが必要です。

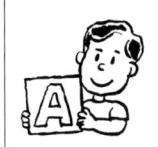

●調査方法の選択は研究内容を考慮して

どのような調査方法を用いるかについては，慎重な検討が必要になります。それを選ぶときには，次に挙げる要因を総合的に考慮して決めましょう。

① 対象者数
② 研究期間
③ 予算
④ 調査内容(プライバシーに関する項目の有無，詳細な回答を必要とするか否か)
⑤ 回収率

調査方法を選ぶ際の明確な判断基準はありません。表 4-4 に示した調査方法の長所と短所，自身の研究目的を総合的に考慮して選びます。

調査方法の選び方の具体例を次に示します。

- 具体例 1：「対象者数 1,000 人程度で，調査内容は実態調査が中心。予算はある，研究期間は 3 ヶ月程度」→郵送調査
- 具体例 2：「研究対象者数は 200 人程度で，調査内容は心理的状態をできるだけ詳しく，研究期間は 1 年間」→面接調査
- 具体例 3：「研究対象者数は 200 人程度で，調査内容はできるだけ

Q8 調査方法はどのようにして決めればよいのですか？

> 詳しい回答を得たいが質問項目の中にプライバシーに関する項目（収入，学歴，生殖歴など）を含む，研究期間は1年間」
> →プライバシーに関する項目以外は面接調査，プライバシーに関する項目は自記式調査

表 4-4 調査方法別比較

	面接調査	留め置き調査	郵送調査	電話調査
方法	調査員が本人に直接面接する	質問表を配付し，あとで回収する	配付，回収を郵送で行う	電話で質問に答えてもらう
記録者	調査者	被調査者	被調査者	調査者
回収率	面接したものについてほぼ100%	配票したぶんについてほぼ100%	100%は不可 50〜60%程度	面接したものについてほぼ100%
回答の漏れ	小	小 回収時，内容の確認を行う	大	小
質問の意味の理解の程度	大	小	小	中
回答者本人の確認	可能	困難	困難	可能
プライバシーに関する質問	プライベートな質問は困難	可能	可能	面座しないぶん可能
一般的な質問	可能	可能	可能	可能
回答結果の信頼性	大	小	小	中
調査に対するバイアスの影響	大 調査者，対象者とも影響しやすい	小	小	中

Step 4

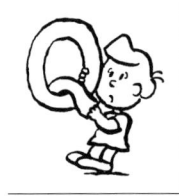

Step 4　問題の解決のための手順を決めよう

9. 面接調査の研究計画を立てる際には，どのような注意が必要でしょうか？

面接調査の短所は，得られた情報の信頼性が低くなりやすいことです。信頼性の高い情報を得るために，調査手順を明確に決めておくことが必要です。

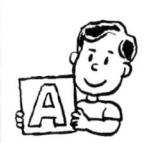

　看護では面接調査がよく用いられますが，この調査方法の短所をよく理解しておかないと，得られた結果に対する信頼性や妥当性に問題が生じることがあります。

　面接調査は，郵送調査に比べ対象者から直接回答を得られるという利点を持っていますが，ときにはこれが短所ともなりうるのです。その短所とは，得られた情報の信頼性の低さです。これは，聞く側と答える側の双方から生じるものです。

●信頼性の高い情報を得る努力を

　できるだけ信頼性の高い情報を得るためには，あらかじめ情報の収集方法について決めておく必要があります。特に複数の調査員が関わる場合には，研究計画を立てる段階でこの作業が欠かせません。

　① 誰が面接を行うか

　担当看護師が面接を行うのは，患者の回答に影響を与えやすく，好ましくありません。したがって，担当以外の看護師あるいは，その他の保健医療従事者(検査技師，薬剤師など)が適切です(表 4-5)。

　② 面接者は何名とするか

　できるだけ少ないほう(2～3名程度)がよいでしょう。

Q9 面接調査の研究計画を立てる際には，どのような注意が必要でしょうか？

表 4-5 面接調査者の比較

	本人の記入	研究者本人	第三者 (研究者本人以外)
調査方法	自記式法・留め置き法	留め置き法・面接法	留め置き法・面接法
質問項目の内容	プライバシーに関する内容も可	プライバシーに関する内容は困難	プライバシーに関する内容も比較的可能
回答者の同定	不可 特に高齢者の場合，家族が記入することあり	可 (被面接者)	可 (被面接者)
回答の漏れ	大 わからない，書きたくないところは書かない	小 何らかの回答は得られる。その回答が真実かは判断不可	小 何らかの回答は得られる。その回答が真実かは判断不可
調査者の影響	小	大 近いほど大きい 例）担当看護師と患者	中 比較的中立な立場での聴取が可能。しかし，あらかじめ面接法に関するトレーニング要

③ どのように面接をするのか

被面接者に対する対応の方法や，個々の質問文の尋ね方と回答の記入方法を具体的にしておく必要があります。

④ 面接の手順について

拒否された場合の対応について決めておくことも必要です。代理人（代わりに答えてくれる人）から情報を得るかどうか，どの代理人から情報を得るのかについても明確にしておきましょう。

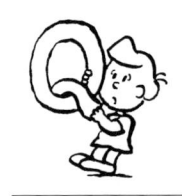

Step 4　問題の解決のための手順を決めよう

10. 倫理的配慮に関する記載はどのようにすればよいのですか？

倫理的配慮の方法については，できるだけ詳細に，具体的に記載することが必要です。倫理的配慮が明確に記載されていることで，研究の信頼度も高まります。

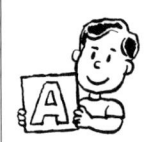

　研究計画書の中で，この倫理的配慮に関する記載を見るだけで，その研究者の研究に対する姿勢が一目瞭然となります。調査対象者に対し，細部にわたり倫理的配慮がなされている場合には，研究に対する謙虚な姿勢がうかがわれます。しかし記載はされていても儀礼的な場合には，研究に対する姿勢だけでなく，研究内容についても疑われることになるのです。

　研究においては主に，プライバシーの保護と，インフォームドコンセントについての倫理的配慮が必要とされます。

●**プライバシーの保護は慎重に！**

　プライバシーの保護に関しては，調査方法と調査内容について配慮が必要となります。

　調査方法については，看護研究では主に面接調査が行われますので，**回答者のプライバシーの保護に留意する必要があります**。プライバシーに関わる質問だけでなく，一般的な項目(喫煙習慣や運動習慣など)について質問をするときにも十分な配慮を心がけましょう。

　「入院前の生活習慣について聞くだけだから」といって，大部屋で患者さんに質問していた看護師さんがいました。しかし，回答する患者さんにとっては，いくら日常的な生活習慣についてといっても，やはり他人

には聞かれたくないもの。調査側が勝手に判断するのでなく，**回答者の立場に立つという謙虚な姿勢**が必要です。

調査場所についても配慮し，面接調査は，できるだけ面接内容が他に漏れないような場所や状況で行う必要があります。したがって研究計画には，**プライバシーを保護するための方法を具体的に記述しておくこと**が欠かせません。

その一例を示します。

> 患者さんが動ける場合には，カンファレンスルームを用いる。動くことが困難な場合には病室で行うが，その場合にはカーテンで仕切り，会話はできるだけお互いに聞こえる程度の声で行う。

このくらい具体的に，決めておきましょう。

● インフォームドコンセントについても忘れずに

郵送法，面接法に限らず調査すべてに，対象者から必ずインフォームドコンセントを口頭，あるいは文書でとることが，厚生労働省発行の「疫学研究の指針」の中で義務づけられています。

インフォームドコンセントとは，調査前に対象者への研究内容に関する説明を行いその同意をとることをいいます(詳細はStep 5 参照)。インフォームドコンセントの方法について，研究計画に記載すべき内容を下記に示します。

> ① 誰が：一般的には研究グループの責任者
> ② どのようなときに：調査開始時，調査開始何日前
> ③ どういう方法で：口頭，あるいは文書
> ④ 本人が困難な場合は誰からとるのか：例えば意識障害を有する者
> ⑤ 誰が一括して問い合わせを受けるのか：グループでの研究の場合は担当者を明確に

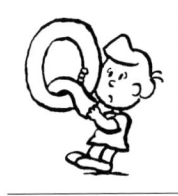

11. なぜ解析方法についても，研究計画に含めるのですか？

研究計画には，単に情報収集に関する計画だけでなく，調査の終わったあとのことまでを含めなければならないからです。

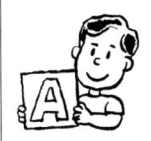

　研究計画というと調査に関することだけを記載しがちですが，調査は研究の一部であり，調査がすんでからの解析も研究に含まれます。そのため研究計画には，解析方法も具体的に記述する必要があります。
　解析について，研究計画にまとめておくべき項目を下記に示します。

① 結果の公表時期
② 何について，どうやって，どこまで解析するのか
③ 解析の分担(誰がどの部分を，どのように解析するか)

●結果の公表は研究者の義務

　①「結果の公表時期」については，タイムスケジュールに組み込む必要があります。情報の収集や解析の期間の目標を立てるためにも，結果公表の時期の設定は必要不可欠です。
　研究というのは単に調査することだけではなく，データを解析して何らかの結果を出し，公表するまでの過程をいいます。結果を公表することにより，その研究の問題点が明確になり，今後の研究の発展にもつながります。**結果を公表することは，研究者の義務でもあるのです。**

●解析する方法と手順も決めておこう

②「何について，どうやって，どこまで解析するのか」についても，あらかじめ決めておきましょう。

データの解析方法とその手順を決めておくことは，結果解析のシナリオを作る上で欠かせません。データが集まってから考えようとすると，データは出てきたものの，どのように解析してよいのかわからないということになりがちです(実際の解析方法については，Step 7 参照)。

解析を進める手順をあらかじめ決めておけば，いざ解析をするときになってあわてることはありません。例えば，「患者さんの性格と入院の満足感について」解析する場合を考えてみましょう。

> まず，解析の第一歩として対象者の性・年齢別分布について調べる。次に，性格と満足度の関係について調べる。この場合，性別，年齢別にこの関係を調べることも必要。最後に，満足度にはどのような性格が関連するかを重回帰分析(どの要因が最も関連するかを調べるために，関連の程度を一度に比較する方法)を用いて調べる。

このように，解析手順を大まかでいいですから考えておきましょう。あとになって必ず役に立ちます。

●誰がどこを解析するかを決めておこう

最後に，③「解析の分担」についてです。複数の研究者が研究に携わっているときには，その分担を決めることが必要不可欠です。

それぞれの研究者の興味の対象が全く異なれば問題はないのですが，そうでない場合，簡単には解決できない問題となります。よく生じるトラブルは，研究の分担とその範囲を決めておかなかったために，複数の研究者が同じ部分の解析を行ってしまうことです。調整に失敗すると最悪の場合，誰も解析を行うことができず，結局その研究自体がボツとなることもあります。

このようなことが生じないよう，**研究計画を立案する段階で，どの範**

囲までを共同で，誰がどのように解析するかという線引きをしておくことが必要です。これは，研究者間のトラブルを防ぐだけでなく，研究の範囲(研究の中で優先的に自分が発表できる部分)を保つためにも必要なことです。

MEMO なぜ，「既存の文献で共通に用いられている要因」が必要なの？

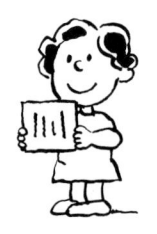

　研究で用いられる対象や方法が特殊であった場合，それから得られた結果は単に「自分の対象での結果」ということとなり，誰も使ってくれません。しかし，既存の文献で同じ結果を示す要因を用い，自身の結果でも同じ結果を示した場合，それは「自分の研究で用いた対象や研究方法には間違いがない」という自身の研究の有用性の裏づけともなります。もし同じ結果が得られなくとも，その理由は何かという自身の研究と既存の研究の相違点を見つけることが可能となります。

Step5

患者さんへの倫理的配慮の大切さを知ろう

患者さんの所へ行く前に，大切なことを確認しておきましょう。
協力をお願いする患者さんには，謙虚な姿勢で。
丁寧な説明をすることを，決して忘れないで。
この章では，つい忘れがちな倫理的配慮について説明します。

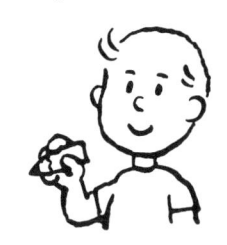

Step 5　患者さんへの倫理的配慮の大切さを知ろう

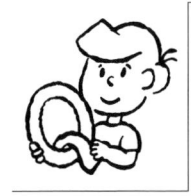

1. 看護研究の中で，なぜ倫理的な配慮が必要なのですか？

患者さんは「患者」である前に1人の「人間」です。そのため研究においても，その人権の尊重やプライバシーの保護に気を配る必要があるのは当然です。

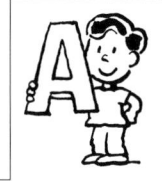

● **看護研究の対象は「患者」ではなく「1人の人間」**

「倫理」を『広辞苑』で調べると，「行動の規範としての道徳観や善悪の基準」となっています。倫理とは，「人と人との間で守るべき道理」ということです。

すなわち，看護師には，いかなる場面においても，その行動の基本として常に人間の生命を尊重し，人間としての尊厳と権利を尊重することが求められているわけです。そこで**研究の場においても例外でなく，患者は1人の人間であるという認識を持ち，倫理的な配慮を行うことが必要**なのです。

● **患者さんの入院の目的は，研究への協力ではない**

患者さんは何のために入院するのでしょう。もちろん「病気を治すため」ですね。患者さんにとって調査に協力することは，本来の目的とは何の関係もないことなのです。

しかし日常的に看護業務では，常に「医療者側と患者側」という関係から抜け出せず，「調査への協力も看護の延長線上にある」と錯覚してしまうことがあります。そこで患者さんの目的である「安寧な入院療養」を保つために，看護研究では「**患者さんの利益の優先**」，「**患者さんの自律性の尊重**」，「**研究により被る危険性や不利益の抑制**」，「プライバシーの保

護」などの倫理的配慮は欠かせないものなのです。

● 「医療者と患者」ではなく「社会人同士」として

倫理的配慮の必要性を理解するために，3つの事例を紹介します。

実例

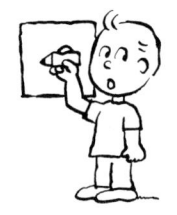

事例1：患者Aさんは，看護師から調査への協力を依頼されたとき，「面倒くさいからやりたくない」と断りました。Aさんは，その翌日から，その看護師の態度がなんとなく儀礼的で，冷たくなったような感じがしました。

事例2：患者Bさんは面接調査の中で家族歴について聞かれたので「父方の祖父母，両親ともがんで亡くなった」と答えました。そのあと，その病棟の看護師が皆そのことを知っていることがわかり，Bさんはびっくりしました。

事例3：患者Cさんが病棟のロビーにおいてある看護系雑誌をみていたところ，入院している病棟の看護師が書いた研究論文をみつけました。興味を持ってみたところ，それは数ヶ月前にCさんに対して行われた調査で，その結果が実名に近い状態で載っていました。

こんな状態が続いたら，患者さんはおちおち病院で療養なんてできませんね。しかし，このようなケースは実際に病棟であったことなのです。

Aさんの例は，患者さんの入院の目的が「病気を治すことである」という大原則を忘れてしまったために生じたケースです。調査に非協力的であることが，その患者さんの看護にも影響するということは，絶対にあってはなりません。

Bさんの例は，調査から得た情報が他の看護師に知れ渡っていたのですから，患者さんのプライバシー（個人の秘密）を他者に漏らしたというケースです。Cさんの例も，調査に協力してもらった人のプライバシーを保護するという極めて基本的な配慮が行われていなかったケースです。

これらの事例に共通しているのは，看護師が，患者さんを「患者」とし

てしかとらえず，1人の「人間」であることを忘れてしまっているということです。

看護研究を始めるときには，間違っても看護の提供と引き換えに，研究への協力を求めてはならないことを，しっかりと肝に銘じておいてください。

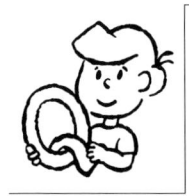

2. 看護研究において，倫理的にどのような問題が生じるのですか？

最も生じやすいのは，対象者への対応，データの収集，結果の公表に際しての問題です。

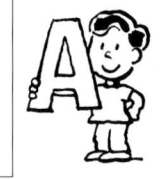

●倫理的問題が起こりやすい3つの時期

看護研究における倫理的な問題とは，研究によって患者さんの人権やプライバシーを侵害してしまうことにより生じる問題です。研究参加者である患者さんに対する倫理的な問題がよく起こりやすいのは，①対象者への対応，②データの収集，③結果の公表，に際しての3つの時期です(表5-1)。

これらの問題はいずれも，研究者に悪意がなくても起きやすい，対象者の人権やプライバシーの侵害に関する倫理上の問題です。研究を遂行する際には，これらの問題が生じやすいことを認識し，あらかじめその防止策を講じておきましょう。

表 5-1 倫理的な問題が生じやすい状況と問題となる行為

1) 対象者への対応

問題となる状況	倫理上問題となる行為
1. 対象者の選択	① 本人の意思の確認が難しい対象を選ぶ 　（例：子供，高齢者，重症の疾患にあるもの，入院患者など） ② 自由意思による決断が困難な立場にある対象を選ぶ 　（例：利害関係のある学生と教員，患者と担当看護師など）
2. 対象者やその家族への配慮	対象者およびその家族の心情に配慮しない 　（例：がん患者やその家族に対し，現在の心情やコーピングの方法やその対応方法について尋ねること）
3. データ収集後の対応の変化	データ収集時とそれ以後で，患者への対応が変わる 　（例：調査の承諾を得るまでは親身な接し方であったが，調査の終了とともに儀礼的な態度へ変化する）

2) データの収集

問題となる状況	倫理上問題となる行為
1. 調査協力への同意	① 研究参加に際し，対象者の意思の確認がとれていない，すなわちインフォームドコンセントがとられていない ② 研究目的，手順，方法また研究参加による利益や不利益が正直に述べられていない ③ 対象者の研究に関する知る権利とプライバシーの保護の保証がなされていない
2. 個人情報の漏洩	知り得た個人あるいは団体の情報・秘密を口外すること
3. データ収集に関する配慮	① データ収集時，同意を得ることなく記録（録音，ビデオの撮影など）を行うこと ② プライバシーに関する質問（質問内容，質問場所など）に対する配慮がなされていない 　（例：離婚原因に関する質問を病室で行う） ③ 収集したデータに関し，すべて個人や団体が特定されてしまう ④ 記録物を施設外に持ち出す ⑤ 記録物（特にカルテ）の記載内容について，患者やその家族から同意を得ず勝手に閲覧・転用する

3) 結果の公表

問題となる状況	倫理上問題となる行為
結果の公表に関する対応	① 結果を公表することに対し同意を得ずに，勝手に公表してしまう ② 結果公表時に，氏名，地名および機関などが特定されてしまう

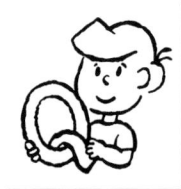

3. 看護研究において，倫理的にどのような配慮をすればよいのですか？

研究目的の方法の適合性，患者あるいは家族の同意，安全や安寧の保障，被験者の人権とプライバシーの保護などに十分な配慮をすることが必要です。

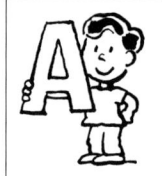

●謙虚な姿勢が倫理的配慮につながる

　看護研究において倫理的な配慮ができるかということは，研究者の資質そのものに関わってきます。看護師だからというよりも，人間として当然持っていなければならない，人間の価値を尊重するヒューマニズムを持っていることが必要なのです。

　研究至上主義から生じる対象者（とりわけ患者さん）は協力して当たり前だという態度は絶対に慎み，できるだけ協力していただくという謙虚な姿勢が必要です。対象者に快く参加してもらい，何の不満もなく研究が終了するように最大限の努力と配慮が必要とされるのです。

　具体的に，研究において研究者が努力し，配慮すべき項目を挙げます。

① 研究目的

　自己満足の研究ではなく，**明確な目的を持ち，看護の向上への寄与**・

貢献を目的とした研究でなければ，それ自体が倫理的ではありません。

②研究方法

研究目的が達成され，科学的に正しい結果が得られるように，研究を計画しなければいけません。研究方法が不適切で誤った結果が得られた場合，これを看護に応用することはかえって有害です。また，実現可能性の低い研究計画は研究成果を上げることができず，研究参加者に不必要な負担をかけたことになり，倫理に反します。

③対象者の選び方

本人への研究参加への意思の確認の難しい対象（小児や意識障害を持つ患者さん）に調査を行う場合には十分な配慮を行う必要があります。

④対象者への配慮

研究者は，**研究の期間だけではなく，研究が終了したあと**（中途で参加を取りやめた場合も含む）**も，参加者とは変わらない態度で接すること**が必要です。研究期間中，協力を得たいために患者さんに質の高いケアを提供し，患者さんが研究への参加を拒否したとたんそのケアを中断するようなことは決してしてはいけません。

⑤インフォームドコンセント（詳細はQ4参照）

看護研究に参加するかどうかは，それぞれの個人の自由意思によらなければなりません。研究開始の前に対象者への研究内容の説明を行い，研究参加への同意を得るのが原則です。そのためには，調査者は対象者に対して1)研究の目的，2)研究方法，3)研究の内容，4)予想されるリスク，5)同意をしないことで不利益を受けないこと，6)途中での協力中止の自由，7)プライバシー保護のためにとられる対策，8)結果の本人への開示の有無，9)問い合わせ先などについて，わかりやすい言葉・方法で説明をし，拒否の機会を十分に保証しなければいけません。

⑥プライバシーの保護

個人の結果はプライバシーそのものです。**個人が同定できるような形式で公表してはいけません**。事例研究の場合には仮名を用いたり，A氏・B氏などと表します。写真の場合には，個人がわからないような工夫が

必要です。

⑦ 研究結果の発表

研究結果は公表されなければ，公に役立てることはできません。

看護に役立たせようという目的により研究の了承を得，必要外の負担をかけてデータを収集したのですから，**研究結果を公表することは，患者さんの協力への感謝・御礼という意味からも，倫理的といえます**。

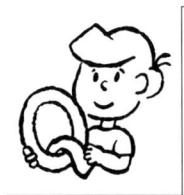

4. 研究の際に欠かせないインフォームドコンセントとは何ですか？

研究におけるインフォームドコンセント（説明と同意）とは，研究開始の前に対象者への研究内容の説明を行い，研究参加への同意を得ることです。

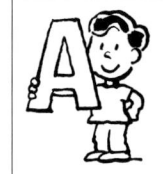

● 研究への参加は患者さんの自由意思

研究に参加した患者さんがすべて快く参加しているとは限りません。患者さんの中には調査に協力しないと自分に対する看護の質・量とも低下するのではないかという不安から，協力せざるを得ない心理状況に追い込まれて参加している人もいるかもしれません。

患者さんが看護研究に参加するかどうかは，患者さん個人の自由意思によらなければなりません。強制，何らかの圧力，さらに交換条件などで参加させようとすることは決して行ってはならないことです。非協力・中途辞退にかかわらず医療的に何の不利益を被らないことを確認し約束するために，インフォームドコンセントが必要となるのです。

●インフォームドコンセントは誰のため？

　ここで，インフォームドコンセントとは何かを確認しておきましょう。インフォームドコンセントとは，「説明と同意」と訳されています。この解釈はどちらかというと医療者や研究者側に立ったものと考えられます。しかし，研究という視点からみるとインフォームドコンセントとは，研究をする側よりもされる側の立場で解釈されるべきです。そこで，「説明を受けた上での同意」あるいは「十分な説明がなされた上での同意」と訳されるべきでしょう。

　インフォームドコンセントとは誰のために行うのでしょうか。インフォームドコンセントはする側（医療者，研究者）が自身の責任を回避するための手段ではなく，**患者さんの権利を保護するためのもの**です。つまり，研究におけるインフォームドコンセントとは，研究参加者の人権とプライバシーの保護を目的としたものであり，公平な立場で研究開始の前に対象者への研究内容の説明を行い，研究参加への同意を得ることなのです。研究を始める前に行う単なるセレモニーではあってはなりません。

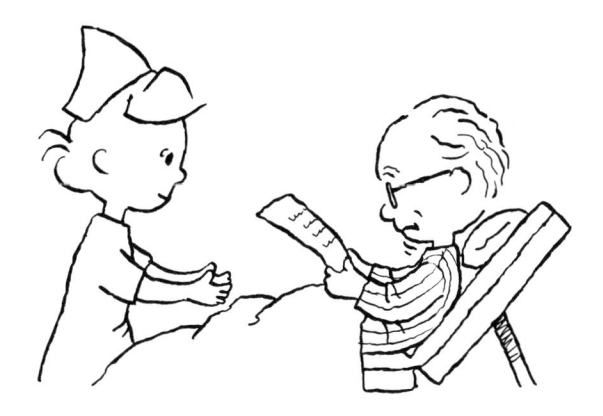

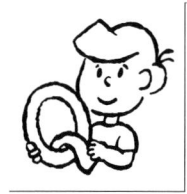

5. インフォームドコンセントをとるとき，どのように接すればよいですか？

> インフォームドコンセントをとるときには，相手の状況やペースに合わせて，わかりやすい言葉で，リラックスした雰囲気を心がけて進めることが必要です。

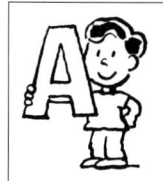

●患者さんにわかりやすい言葉と内容で

　インフォームドコンセントは，患者さんの人権やプライバシーの保護を約束するという，いわば契約のような役目を持つものです。

　自動車を買ったり引っ越しをするとき，担当者からの契約内容の説明は，わかりやすい言葉でないと理解しにくいですね。また交渉のときは，友好的でリラックスした雰囲気のほうが話が進みやすいものです。インフォームドコンセントをとるときも，患者さんが理解しやすい説明，リラックスした雰囲気を心がけることが必要となります。

　インフォームドコンセントをとるときの原則を下記に示します。

原則1：患者さんの理解しやすい言葉で，わかりやすい説明をする
原則2：対象者が理解するまで根気よく説明する
原則3：相手の理解の程度に合わせる
原則4：拒否の機会を十分に保証する
原則5：インフォームドコンセントを行うときは，1人の人間同士であることを忘れない
原則6：儀礼的な態度や威圧感のある態度で臨まない

●原則1：患者さんの理解しやすい言葉で，わかりやすい説明をする

研究内容を説明するときに，研究や医療の専門用語や難解な言葉を使っていませんか。

例えば，「データはコード化されます」，「半構造化面接法で行います」，「ストレスの認知についてお答えください」，「コーピングについて」…。

自分たちにだけわかる言葉で説明しても，患者さんに理解してもらうことはできません。よくわからないことをいわれて，反強制的に同意させられたという不満を漏らす患者さんも少なくないのです。

認識しなければならないのは，研究への参加を依頼する対象は専門的知識を有する医療者ではなく，一般の人であるということ。本当に研究内容を理解してもらって，自分の意思で研究への参加をしてもらいたいのなら，できるだけわかりやすい平易な言葉づかいと内容（できれば具体的な例を用いて）で行うことが必要です。

実 例

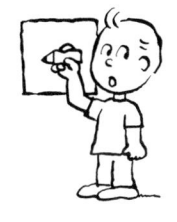

患者Aさんは担当の看護師からアンケート調査への協力を依頼され，了承しました。その後Aさんは，次のような説明を受けました。「この研究は，入院中のあなたのストレス認知とそのコーピング状態を知ることを目的としたものです。方法は半構造化面接法を用いて行います。あなたの氏名や年齢はすべて匿名化し，あなたから得られた回答につきましてはコード化いたします」。これを聞いたAさんは「宇宙語を聞いているみたい」に思えました。

↓ そこで・・・

「この研究は入院中の患者さんがどのようなストレスを持っているのか，それに対してどのような対処（例えばその解消方法など）をしているのかについて知ることを目的としたものです。方法は私たちがお示しします質問項目にお答えいただきます。あなたの氏名や年齢はすべてイニシャルなどを用い誰だかわからないようにいたします。またあなたからの回答もすべて『1』『2』のように記号に置き換えをいたします」。この説明を聞いたAさんは，安心してアンケートに協力することができました。

●原則2：対象者が理解するまで根気よく説明する

　自分のペースで一方的に説明を行うのではなく，対象者が理解するまで根気よく説明することが必要です。相手に疑問を持たせないように全部説明してしまおうという態度は決してとらないでください。

　また，対象者によって理解の程度が異なります。1回ですべて理解できる人はあまりいません。高齢者になりますと，同じことを何回も繰り返し質問してくることもあります。しかし，インフォームドコンセントの目的は相手に研究内容を理解してもらうこと。**理解が得られるまで説明を繰り返してください。**

　ただしあまりにも何回も質問してくる場合，相手の理解力の程度もありますが，説明の仕方が悪いという研究者側の責任であることも考えられますので，説明の仕方を変えてみる必要があります。

●原則3：相手の理解の程度に合わせる

　言葉や内容の理解の程度は，対象者の説明内容の理解の程度により異なります。その人の理解力の程度を判断し，それに合った内容で説明することが必要です。

●原則4：拒否の権利を十分に保証する

　研究内容を説明するとき，拒否ができないような雰囲気の中で，なかば脅迫的に行うことは好ましくありません。これではキャッチセールスのような勧誘と同じです。

　インフォームドコンセントの原則は，あくまでも「自由意思の尊重」。何のためらいなく拒否のできるような，友好的でリラックスした雰囲気作りに努めることが必要です。

●原則5：インフォームドコンセントを行うときは，1人の人間同士であることを忘れない

　インフォームドコンセントをとるのは，できれば担当の看護師は避け

たほうがよいようです。患者さんが日ごろから接している人であるために，心情的に調査を拒否しにくくなるからです。したがって，インフォームドコンセントを行うのは，可能ならばあまり患者さんとの関係が近くない人(例えば薬剤師さん，栄養士さんなど)が最も好ましく，それが不可能なら担当以外の看護師が行うことが好ましいのです。

どうしても担当の看護師が行わなければならないときには，あらかじめ「これは看護とは無関係であり，参加への拒否をしたとしても何の不利益も受けることがない」と文書などで明確に断ってから始めることが必要です(94頁，COLUMNS参照)。

●原則6：儀礼的な態度や威圧感のある態度で臨まない

原則4でも述べたように，インフォームドコンセントをとる側の態度は，それを受ける側にかなりの影響を与えます。そのため儀礼的な態度や威圧感のある態度で臨まないように注意してください。「今から質問しますので，答えてください」など人間味が感じられない儀礼的な態度や「同意するのが当然でしょう」というような威圧的な態度は，相手に不愉快な印象を与えるだけではありません。多くの場合，研究への参加を拒否されてしまう傾向にあります。

また，患者さんとの物理的な位置関係も重要です。面と向かって目を合わせて話すと緊張してしまう患者さんもいます。正面に向き合うよりも，顔が正面からみえないように横から尋ねるような配慮をすることも必要です。

このような配慮は，私たちがコミュニケーションを図るときに，日常的に行っていることと同じです。つまりインフォームドコンセントを行うときは，看護師として向き合うのではなく，人間同士がコミュニケーションを図るのと同じように接すればよいのです。

Step 5

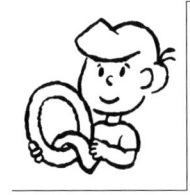

6. インフォームドコンセントでは，どのような内容について説明すればよいのですか？

研究に関する必要事項はすべて，特に研究参加者（患者さん）の人権やプライバシーに関わる内容についてはもらさず，正直に説明する必要があります。

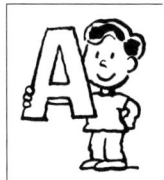

●インフォームドコンセントは研究における「契約」

インフォームドコンセントは，調査者と参加者の間で調査に関する取り決めを行うことですので，一種の「契約」といえます。したがって契約時に起こりうる状況の説明を怠ったとき，契約内容が履行されなかったときなどは，契約違反で罪に問われることもあります。

例えば，研究に参加することにより間違いなく患者さんが不利益を受けることがわかっていたのに，それについて故意に説明をしなかったとします。結果的に患者さんが不利益を受けた場合は契約不履行となり，信頼関係の消滅にもつながります。事実，このようなケースの場合患者さんが転院してしまったということもあります。インフォームドコンセントでは，起こりうる利益・不利益について正直に説明する必要があるのです。

●リスクやプライバシーについての説明は欠かせない

インフォームドコンセントにおいて，研究者が対象者に対して原則として説明すべき内容は，次に示すとおりです。

Q6 インフォームドコンセントでは，どのような内容について説明すればよいのですか？

① 研究の目的（何の目的でこの調査を行うのか）
② 研究方法（どういう方法で行うのか）
③ 研究の内容（どのようなことを調べ，その結果が何に利用されるのか）
④ 予想されるリスク（研究に参加することで，どのようなリスクがあるのか）
⑤ 同意をしないことで不利益を受けないこと
⑥ 途中での脱退の自由
⑦ プライバシー保護のためにとられる対策
⑧ 結果の本人への開示の有無
⑨ 問い合わせ先などについて

Step 5

　看護研究においては，この9項目の中で「④ 予想されるリスク」，「⑤ 同意をしないことで不利益を受けないこと」，「⑥ 途中での脱退の自由」，「⑦ プライバシーの保護」については，特に詳細に説明する必要があります。
　また，看護研究は個人の健康情報を取り扱うため，**研究者は個人情報の保護に努めなくてはなりません**。対象者にとって，研究に際し自身の情報が外部に漏れないか否かが最大の関心事であるためです。そこで，「⑦ プライバシーの保護」の方法は対象者にとって，参加に対する意思の決定・判断に重大な影響を与える要因であり，インフォームドコンセントの中では重要不可欠な情報となります（プライバシーの保護については，Q7で詳しく説明します）。
　さらに，研究終了後の問い合わせ先についても，研究組織ならその代表者，個人研究ならその研究者名を具体的に同意書に必ず記載しておかねばなりません。ある病棟が研究組織で，その責任者が看護師長であった場合には，責任者の記載は「○○病棟」だけでなく「○○病棟　看護師長　名古屋花子」のように記載しなければなりません。

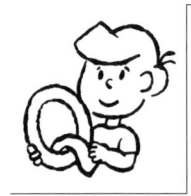

Step 5 患者さんへの倫理的配慮の大切さを知ろう

7. プライバシーの保護についてどのように説明すべきでしょうか？

個人情報の保護は患者さんにとって非常に重要です。情報の管理，公表に際しての対策は事前に詳細に立てておき，説明することが欠かせません。

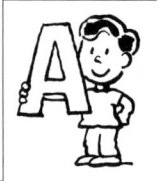

個人情報の保護について必要な対策を，情報の公表，管理，研究終了時に分けて説明します。

● **情報の公表の方法 ― 個人が特定できない工夫を**

データを処理するとき，個人データとして扱うのか，それとも集団として扱うのかを必ず明示してください。

特に個人として扱う場合には，例えば守山和子であれば，氏名はイニシャル（K. M.）とする，A氏・B氏とする，写真の場合には個人がわからないよう「目の部分に線を入れる」などの工夫をするなどを説明することが必要です。

● **情報の管理の方法 ― データの管理，郵便物の扱いにも注意**

患者の情報が漏洩することのないよう，最低でも以下のような管理が必要です。この内容については，対象者に知らせておく必要があります。

① 個人情報にアクセスできるものを制限する
② 施錠したキャビネットに保管する
③ 個人同定情報が不要になった時点で速やかに削除する（コード化）

④ 個人同定情報が必要な場合，分析で必要となる健康情報などと個人同定情報を分割して保管する
⑤ 情報の搬送の際にファクシミリは使用せず，郵便物は書留，親展扱いとする
⑥ 個人情報を取り扱う業務を外部に委託するときは守秘義務に関する契約を結び，質問票が返却されたときは速やかに数量をチェックする

●研究終了時について ― 個人情報の破棄，消去は確実に

以下について，可能な限り文書で説明する必要があります。

① 不要となったデータはそのつど破棄する
② 書類の場合は施設内で裁断あるいは消却する。大量の場合，ダンボール箱に入れ，中身が見えないようにテープでふたをする。決して，通常の廃棄物と一緒に捨てない
③ 電子媒体はメディアの初期化によりデータを消去する
④ コンピュータを破棄する際にはハードディスクなどの個人情報を確実に消去する

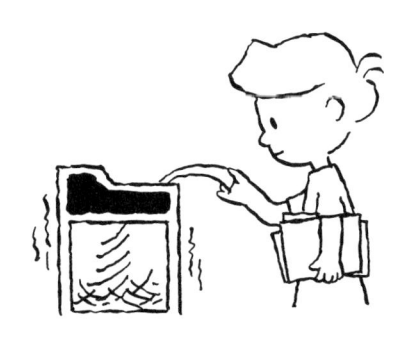

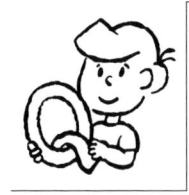

Step 5 患者さんへの倫理的配慮の大切さを知ろう

8. インフォームドコンセントは，いつ，どのようにとればよいのですか？

① 患者さんに直接面接を行うときと，② カルテから情報を収集するときに，研究の担当者が文書によるインフォームドコンセントをとることが原則です。

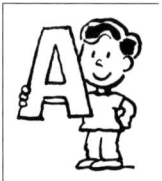

●直接面接を行うとき―口頭と文書で説明，同意を得る

　患者さんに直接面接を行うときには，**研究担当者本人が口頭あるいは文書にてインフォームドコンセントのプロセスを経る**ことを原則とします。本人ができない場合には，共同研究者が行います。

　時々，看護師長さんが代理で行うことがあります。この師長さんが研究スタッフならば問題はないのですが，そうでない場合には好ましいことではありません。また，先に述べたとおりインフォームドコンセントは患者の担当看護師以外が行うほうがよいでしょう。

　研究の説明を行う前に，対象者が理解できやすいように依頼の内容をわかりやすい言葉で説明し，拒否の機会のあることを伝えることが必要です。それを十分理解してもらったあとに，説明を開始します。

　研究内容に関する一様の説明が終わったあと，文書によるインフォームドコンセントをとることを原則とします。このとき，3部複写として，1部は研究担当者，1部は研究参加者(患者さんあるいは家族)，もう1部は病棟保管用としてください。

　対象者本人が同意能力の点でインフォームドコンセントのプロセスに参加できないと判断された場合には，代諾者(後見人)の同意を得て研究を行うことができます。対象者が未成年の場合でも，15歳以上の場合には本人の同意能力を認め，成人と同様に本人に対してもインフォーム

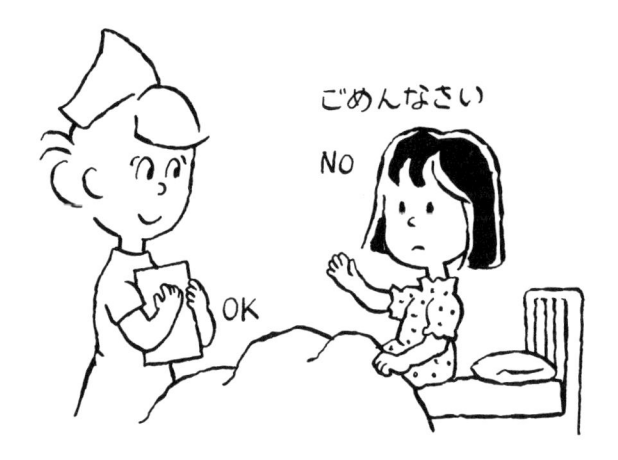

Q8 インフォームドコンセントは，いつ，どのようにとればよいのですか？

コンセントのプロセスを経る必要があります。

● **カルテから情報を収集するとき―目的外使用であることを忘れずに**

　カルテから情報を収集するときには，細心の注意が必要となります。カルテの目的はその患者さんの病気の経過を記載することであり，調査研究のためではないからです。カルテから情報を得るということは目的外使用となります。情報を知りうる立場にある特定の者が本人に無断で個人情報を使用することは，個人情報の漏洩ということで保助看法にも抵触します。

　カルテから個人情報(疾病の経過も含む)を使用するときには，**面接を行うときと同様に，必ず患者さん本人から承諾をとった上で，用いるようにしてください。**

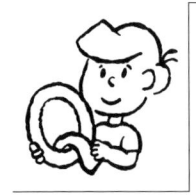

9. 調査資料の収集方法で，インフォームドコンセントのとり方を変える必要がありますか？

インフォームドコンセントのとり方は調査資料の収集方法によって異なりますので，そのノウハウを理解しておく必要があります。

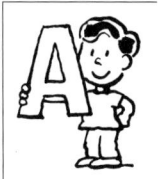

調査資料の収集方法別に，インフォームドコンセントの方法を説明します。

● **質問票**

口頭または書面で説明し，参加者各人からインフォームドコンセントを得ますが，**自記式の質問票はその提出をもって同意とみなすことができます。**

● **診療記録**

開始する研究については個人からインフォームドコンセントを得ることを原則としますが，**診療記録を研究に利用する旨の文書を提示してインフォームドコンセントを得る**ことも可能です。

患者さんと看護師など医療関係者の関係は対等でない場合も考えられるので，拒否の機会を十分に保証する必要があります。研究参加拒否を理由にして，ケアを受ける個人が不利益となるようなことはあってはいけません。また，詳しい説明を求められた場合にはすぐに対応できるように人材を確保しておく必要があります。過去の診療記録を利用した研究については研究計画の倫理的問題について，所属機関の研究倫理審査委員会など第三者の判断を仰ぐことが望まれます。

Q9 調査資料の収集方法で，インフォームドコンセントのとり方を変える必要がありますか？

●検診データ

　参加者の1人ひとりに説明し，各人からインフォームドコンセントを得ることが望ましいのですが，**検診会場に集まった人たち全体に口頭で説明したり，検診会場にて検診データを研究に利用する旨の文書を提示してインフォームドコンセントを得る**ことも可能です。いずれの場合でも，拒否の機会を十分に保証し，詳しい説明を求められた場合にはすぐに対応できるように人材を確保しておく必要があります。

　過去の検診記録を利用した研究についても診療記録の場合と同様，研究計画の倫理的問題について，所属機関の研究倫理審査委員会など第三者の判断を仰ぐことが必要です。

MEMO　倫理的な問題に対する協議

　近年では，研究開始に先立ち，倫理審査を申請して承認を得ることが大前提となります。学術集会などで発表する際には，倫理審査委員会等の承認を得ていることを抄録中に明記します。しかし，大学や研究所以外では，研究の倫理的な協議を研究倫理審査委員会に依頼できない場合も少なくありません。そのような場合，研究の倫理的な配慮について研究者・担当者だけではなく，病院では医師，薬剤師などの他の病院職員，地域では市町村保健師，その他の役場職員，職域では産業医，産業保健師，福利厚生担当者などの第三者の批判を仰ぐことが大切です。

　そのうえで抄録には，① 看護部や幹部会議，委員会等の倫理委員会に相当する機関名の記載とともに，複数の第三者による組織的な承認が得られていることを明記します。さらに，② 対象者（または代諾者）の自由意思に基づく研究協力，および学術集会での発表に関する承諾が得られていること，③ 対象者へは不利益が生じないように配慮していることも明記します（参考：日本看護協会ホームページ内「研究における倫理的配慮とその記述方法」）。

Step 5

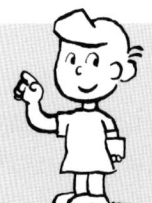

Step 5　患者さんへの倫理的配慮の大切さを知ろう

COLUMNS
インフォームドコンセントは，口約束よりも文書が確実！

「研究への協力を拒否しても看護には何の影響もありません」。そういわれても，患者さんは拒否をしにくいもの。

そこで，口で説明するだけでなく，下に示すような文書を作成し，自身の署名をした上で，患者さんに渡しておくとよいでしょう。同意してもらえるようなら患者さんにも署名をしてもらい，1通は患者さんの手元に残してもらいます。

これならば，患者さんもじっくりと研究への参加をするか，しないかを考えることができます。

同　意　書

(研究課題名)
○○○○○……………………………………○○○（研究代表者　○○○○）
　本研究は，○○○○○と○○○○○の関係を調べることを目的としたものです。この調査から○○○○○を明らかにすることで，より皆様への看護の充実に貢献したく考えております。
　そのために皆様から多くの情報をいただきたく本調査へのご協力をお願い申しあげます。これらの情報は合わせて多角的に解析し，統計的に処理いたした上で総合評価し，○○○○○○○○○○に役立てたく存じます。

　本調査研究へのご協力の有無は，全くご自由にご判断ください。
　調査中に協力を中止されたとしても，そのことでいかなる不利益をも受けることはありません。
　この調査から得られる情報は，個人が特定できない単なる数字の情報に変換いたします。
　研究成果を公表する場合でも，個人名が出ることはありません。
　結果の公表において個人のプライバシーは厳守いたします。

　どうぞ，以上の趣旨をご理解いただき，ご協力いただきたくお願い申し上げます。

平成　　年　　月　　日

本人又は代諾者氏名　署名
(代諾者と本人の関係)
住所

説明者の所属・職名
説明者の氏名　　署名

Step6

問題の答えを出すためのデータを集めよう

答えを出すために必要なデータを集めましょう。
どうやって集める？　どう整理する？
そもそもデータって何だろう？
この章では，データ収集の仕方と注意点について説明します。

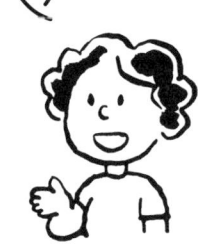

Step 6　問題の答えを出すためのデータを集めよう

1．データとは何ですか？

データとは調査から得られる客観的事実のことをいい，質的データと量的データに分類されます。

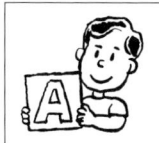

看護研究の調査によってデータが得られたら，それを分析して結果を出すことになります。その前に，「データ」とは何かを確認しましょう。

●質的データと量的データ

データとは，実態の把握や，原因と結果の関連の検証といった目的を達成するために調査対象者から収集した客観的事実のことをいい，質的データと量的データの2種類があります。

質的データとは，ある項目のカテゴリーのいずれかに該当するものを1つ選んで得られる情報や，会話の内容や思いなど，**言語により表される情報**のことをいいます。

質問データの例：性別(男，女)
　　　　　　職業(農業，水産業，林業，製造業，サービス業など)
　　　　　　健康状態(良好，普通，不良)

量的データとは，**実際に計測して得られた情報**のことをいいます。

質問データの例：身長，体重，血圧，尿量，総コレステロールなど

●どのようなデータを使うかの選択は慎重に

集めるデータの種類によって,結果の表示方法や統計的な分析方法も異なってきます。

例えば年齢について,年齢を直接記入させるか,あるいは設定された年齢群(例:30歳代)から選ばせるかによって,解析方法が変わってきます。つまり,前者では年齢群を30歳前半と後半の2群に分類することも,5歳階級別に分類することも可能ですが,後者では30歳代とすでに設定されているためにその設定を変更することは不可能です。したがって,データをどういう形式で収集するか研究目的や仮説あるいは調査方法,さらにはどのように分析するかを考えて選択する必要があります。

MEMO　測定尺度(データの持つ性質)の種類

① 名義尺度:単にカテゴリーに分類する場合に用いるもので,大小や順序関係を比較することに用いることはできない。
　例:性別(男性,女性),同居形態(独居,夫婦のみ,孫・子と同居)

② 順序尺度:大小関係や優劣関係など順序づけができるが,必ずしもその間隔は等しくはない。
　例:成績の順位(優→良→可),健康度評価(不良→普通→良好)

③ 間隔尺度:値は等間隔の目盛りづけができるが,絶対的原点(0:ゼロ点)を持たない尺度である。データ間での加減($+$, $-$)は可能であるが,乗除算($\times$, $\div$)はできない(学力テストでの100点は50点の2倍の学力ではない)。
　例:知能テスト,リッカート尺度(かなりよい,よい,どちらでもない,悪い,かなり悪い)

④ 比率尺度:値は等間隔の目盛りづけができ,かつ絶対的原点(0:ゼロ点)を持つ尺度である。四則計算のすべてが可能である。
　例:身長,体重,血圧,総コレステロールなど

2. データはどのようにして集めればよいのですか？

> データの集め方として，他人がとったデータを利用する方法と，自分でデータを集める方法に大別されます。

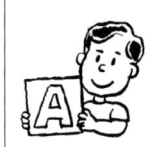

　データの収集方法としては，大きく分けて，他人がとったデータを利用する（既存の資料を利用する）方法と，自分でデータを集める調査研究があります。代表的なデータの収集方法について説明していきましょう（図 6-1）。

●他人がとったデータを利用する―カルテや記録から
　主に，カルテや看護記録を使って目的とするデータを収集する方法です。このような記録類を用いるときは，患者さんからデータの閲覧・使用に関する許可を必要とします。

●自分でデータを集める―質問調査法，観察法，実験法
　自分でデータを集める方法としては，調査や実験によってデータをと

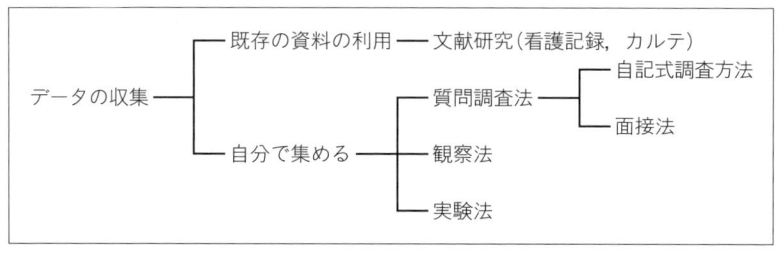

```
データの収集 ┬─ 既存の資料の利用 ── 文献研究（看護記録，カルテ）
              │
              └─ 自分で集める ┬─ 質問調査法 ┬─ 自記式調査方法
                               │              └─ 面接法
                               ├─ 観察法
                               └─ 実験法
```

図 6-1　データの収集方法

る方法が一般的に行われます。

① 質問調査法

いわゆるアンケート調査として一般的に用いられている方法で，**調査対象者自身が記入する「自記式調査方法」**と，**研究者自身が面接をしながら記入する「面接法」**に大別されます。

調査対象者自身が記入する「自記式調査方法」では，あらかじめ紙面に提示された質問内容に対し，調査対象者が自分で読んで記入し，その場で回収する方法と，配布後一定期間後に回収する方法（留め置き法）があります。後者の場合，回収時に回答の記入漏れなどをチェックできる利点があります。

面接によりデータを収集する方法は非構成的面接法，半構成的面接法，構成的面接法に大別されます。

> **非構成的面接法**：質問内容をあらかじめ決めず，自由な会話の中からデータとなることがらを収集する方法です。
> **半構成的面接法**：質問項目を用意しておく方法と，1つの内容について様々な側面から質問を深めていく方法があります。
> **構成的面接法**：質問項目，内容，方法などをあらかじめ決めて面接する方法です。この方法は主に調査研究と質的研究で用いられます。

② 観察法

観察者の役割の点から参加観察と非参加観察に分類され主に，質的研究や事例研究の際に用いられます。

> **参加観察**：観察者が観察場面に参加し，集団の成員としての役割をとりながら観察を行う方法です。
> **非参加観察**：観察場面に参加しないで観察を行う方法です。この方法を看護場面で実施することは困難です。

③実験法

研究者が対象者に意図的に実験的な操作を加えて，生じる事象や変化について観測・観察を行うことです。

3. データを収集するとき，どのような注意が必要ですか？

まずは自分自身が真の状況と回答との間に誤差を生じさせる原因とならないよう，注意する必要があります。

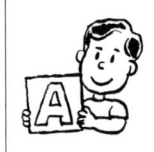

●質の高いデータとは

データの質の高さが研究の良否を左右するといっても過言ではありません。そのためデータの収集には細心の注意をはらい，質の高いデータを集める必要があります。

質の高いデータとは，以下の条件を満たすデータのことをいいます。

① 対象者の範囲が設定されていること
　　どういう疾病の，何歳から何歳までの，どのような状態（重症？軽症？）にある人かがあらかじめ設定されている
② 事実と異なった回答や，偏りのある回答の影響が少ないこと
　　例えば，実際にはタバコを吸っているのに，「吸っていない」と答える場合が多いと，そのデータの信頼性は低くなるなど

●自分自身がバイアスの発生源になることも

看護研究において用いることが多いのは面接法ですが，この方法は面接者や被面接者によってバイアス（正しくない結果を導くもとになる系統的な誤りや差異，偏り）が発生しやすい方法です。そのため，できるだけバイアスの影響を小さくするように配慮する必要があります。

被面接者から生じるバイアスの影響をコントロールすることは困難ですので，面接者は被面接者の回答にバイアスが生じないように配慮する必要があります。

面接者が心がけなければならないのは，**自分自身がバイアスの発生源とならないようにする**ことです。面接者が要因となる代表的なバイアスとして，次のケースが挙げられます。

---

① 自分の期待する回答を導くような質問を行ってしまう
② 原因と目された要因や，面接者にとって興味ある要因について深く追求してしまう

実例

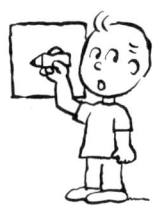

ある病気とストレスの有無の関係を調べるときに，研究の対象として，その病気を持っていない人と持っている人に，同じ質問をします。

「今，ストレスがありますか？」

①「自分の期待する回答を導くような質問を行ってしまう」という例

病気を持っていない人が「ない」と答えた場合，その質問は終わり，次の質問に移る。しかし病気を持っている人が同じ質問に対し「ない」と答えたあとに，「今はなくても，昔はあったでしょう」，「全くないことはないでしょう」などの質問をして，自分が満足する回答を要求してしまう
→これはいわば「誘導尋問」になります。

②「原因と目された要因や，面接者にとって興味ある要因について深く追

求してしまう」という例
　病気を持っている人が「ある」と答えた場合に,「ストレスがあることで何か体調に変化はありますか」,「ストレスを受けやすい性格ですか」など,興味のあることを根掘り葉掘り聞いてしまう
→「ある」という答えで,この質問については終わりにしなければなりません。

4. 面接調査にてバイアスの影響を小さくするには,どうしたらよいですか?

> あらかじめ質問方法のルールや所要時間を決めておくことで,バイアスの影響を小さくすることができます。

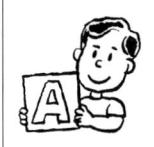

　質問方法によって生じるバイアスの影響を少しでも小さくするためには,**質問方法に関するマニュアルを作成する必要があります**。特に複数で調査するときには,一定のルールを作っておくことが不可欠です。
　また,面接におけるバイアスの影響の有無をチェックするために,**面接所要時間を記録しておくことも必要**でしょう。この時間がほぼ一様なら質問方法によるバイアスの影響は一様と解釈され,対象者により異なった場合には,回答に対するバイアスの影響の程度が大きいと解釈できます。

●面接者の7つの心得
　面接者自身がバイアスの要因とならないよう,心得るべきルールを下

記に示します。

> ① 中立的立場を守ること。自分の興味・関心・善悪観と関係なく質問し，回答に忠実に記録する
> ② 回答に対し自分の意見を述べたり，回答を示唆してはいけない
> ③ 回答に対し，表情を変えたり対応を変化させてはいけない
> ④ 公平であること。被面接者の性，年齢，住居環境や教育歴などに関係なく公平に接する
> ⑤ 面接の態度は形式ばらず，気楽に振る舞うこと。被面接者が面接を受けやすい雰囲気を作る
> ⑥ 質問は決して詰問調や職務質問調であってはならない
> ⑦ 思いやりを持つこと。被面接者が回答することに対し恥ずかしがらせたり，動揺させてはならない

これらの心得は当たり前のことのようですが，つい忘れがちです。面接を行う前に，もう一度，確認しておきましょう。

● **面接者に必要なのは，患者さんとの「信頼関係」**

誰が面接するかによって，被面接者(患者さん)の回答が異なる場合があります。特に，心理的な側面や，プライバシーに関わる内容を調べようとするときには，面接者によって患者さんの回答が全く異なってしまうことが少なくありません。

一概にはいえませんが，患者さんがありのままの現状を最も語りやすいのは，受け持ち看護師のようです。日ごろ頻繁にケアを受けているからこそ，本音を打ち明けやすいと考えられます。

信頼できるかどうかわからない相手に，自分自身のプライバシーに関わることを話すのは難しいもの。**面接者に必要な条件は，受け持ちである・ないにかかわらず，患者さんとの信頼関係が確立されていること**なのです。

しかし逆に，あまりにも関係が密接すぎるために，自分のことをあまり知られたくないと考え，差し障りのない範囲での回答や，謙遜・誇張をした回答を行うことも考えられます。

そのため，受け持ち看護師が面接を行った際には，その結果や解釈について，患者さんが本当にありのままの回答をしてくれたかどうか，留意しなければなりません。あまりに教科書的で優等生的な回答が多い場合には，面接者の質問の仕方が適切だったのか，そして，面接者と患者さんの間に十分な信頼関係があったかどうか，改めて見直してみる必要があります。

5. 集めたデータはどのように整理すればよいのですか？

データは，①データの点検，②データのコード化，③データの入力，④度数分布の確認の手順で整理します。

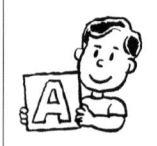

データは，料理の材料のようなもの。せっかく集めた材料なのですから，上手に料理して，おいしい食事を作りたいですね。生のものを炒めたり，じっくりと煮込んだりすることでおいしさが引き出されるように，**データも適切に整理し加工することで，正しい結果を引き出すことができる**のです。

データが集まったら，さあ，もう一息！　研究の結果は，もうすぐ手に入ります。

基本的なデータ収集後の手順としては，データの点検，コード化，入力，度数分布の確認の順に進めます（表6-1）。

●まずはデータの点検を

データを整理する方法として最も重要な作業が，データの点検です。研究の結果は集められたデータに基づいて得られますので，できるだけ有効なデータを使うことが必要となるからです。したがって，データが収集されたときにそれをそのまま使うのでなく，必ず記入漏れや誤記な

表 6-1 データ収集後の手順

手順	目的	注意すべき点，チェックすべき点
① データの点検	収集したデータが使えるかどうかをチェックするため	●記入漏れの有無のチェック 特に基本的情報(性，年齢)に関する記載状況には注意を(面接法，留め置き法では確認が可能) ●内容の論理的不一致の有無のチェック (例) 男性なのに，出産経験に関する記載がある (面接法，留め置き法では確認が可能)
② データのコード化	データの入力・解析を行いやすくするため	●記入漏れの多いデータや不確実な回答の多いものについては，数値で分類し，あとで検討しやすいようにする (例) コード化の方法 ・数値の入力 　　測定値はそのまま入力 　　欠損値の処理 ・記号の数値化 　　男は 1，女は 2 ・カテゴリーの分類の数値化 　　「かなり満足」=1，「満足」=2，「やや満足」-3，「不満足」-4
③ データの入力	パソコンでデータを解析するため	入力ミスをなくすため，入力後のチェック(ミスタッチに注意! 1 と 4，2 と 5 など)
④ データの度数分布の確認	必要な統計的手法を選択するため	●度数分布の確認は必ず行う 度数分布表で正規分布かそれ以外かを確認する(110 頁，Step 7 Q1 参照)

Step 6

ど，データの不備(例えば年齢に「3歳」との回答。あるいは全質問に対してすべて「いいえ」で回答など)をチェックすることが必要となります。

●データのコード化

データを入力する前にコード化(コーディング)と呼ばれる作業を行います。これは，**入力しやすいように個々の質問項目に対する回答を，記号や数字などの符号に置き換える作業**のことをいいます。

例えば，性については，「男性，女性」ではそのままデータとしては使いにくい場合があります。そのため，男性なら「1」，女性なら「2」のように置き換えを行います。順序尺度の「いつも」，「時々」，「いいえ」の場合はそれぞれ「1」，「2」，「3」のように置き換えを行います。身長，体重，血圧や総コレステロールのように数値データの場合は，計測値自体を用いて解析する必要がありますので，計測値そのものを記入したほうがよいでしょう。

上記の方法は，量的研究だけでなく，質的研究についても必要な手順です。質的研究では一般的に会話の内容，自由記載や観察記録がデータとして用いられます。

質的研究の場合は，その内容から分類基準を作成しカテゴリー分類をしていきます。例えば会話の内容を分析し，いくつかのキーワードを設定し，それがあれば「1」，なければ「0」というようにコーディングを行っていくわけです。

数字を扱う量的研究を行う場合には，さらに以下の手順が必要です。

●データの入力

コード化したデータを使えるようにするためには，データを解析ソフトに入力することが必要です。

入力するときには，ミスタッチ(1と4，2と5)などに注意してください。

Q5 集めたデータはどのように整理すればよいのですか？

●度数分布の確認

入力したあとで，以下の理由で度数分布の確認が必要となります。

① 論理的に異常な値(性別は2までしかないのに5が入力されていたり，最高血圧が456と入力されている場合)がないかの確認ができる。

この場合，必ず，原票に立ち戻ってチェックしてください。

② 度数分布表で分布の形をみることによって，どのように解析すればよいのかを知ることができる(110頁，Step 7 Q 1 参照)。

MEMO コード化を行うときの注意点

計測値データを入力するとき，その計測値が最大とりうる桁数の設定が必要となります。例えば，検査項目のとりうる最大の桁数(血圧なら3桁，中性脂肪なら4桁)を設定しておくとよいでしょう。

コード化の中で，データがないためにコード表が空欄となることがあります。このような状況は，主に欠損値(回答がされていなかった)か，回答の必要がないという場合に生じます。実際にデータを解析するときに，この両者では全く意味が異なります。そのため，欠損値なのか，回答の必要ない場合なのかを明確にしておくことが必要です。一般的に欠損値は99など2桁以上の大きな数値，もしくはドット(.)とし，回答が必要ない場合は0とします。詳細は，各統計パッケージの解説書にしたがってください。

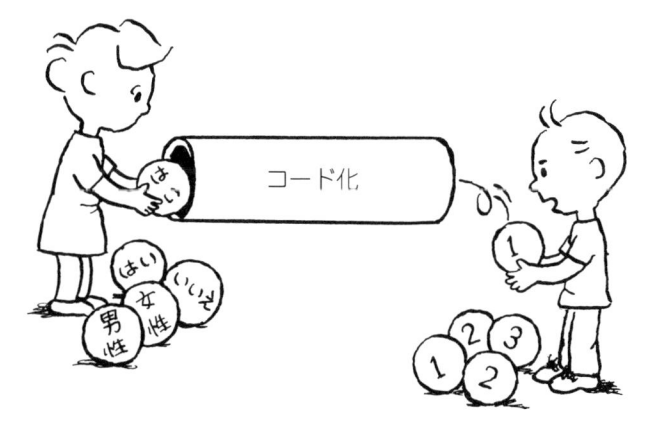

Step7

データの中から，問題の答えをみつけよう

データが集まったら，解析の出番。
でもその前に必要な作業があります。分布の確認，解析方法の選択。
少し難しくなりますが，分厚い統計学書は開かなくても大丈夫。
この章で基本をわかりやすく説明します。

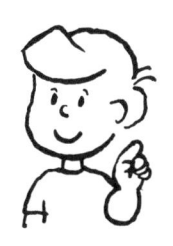

Step 7 データの中から，問題の答えをみつけよう

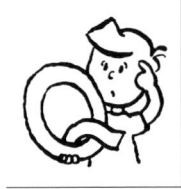

1. データの解析はどのように進めればよいのですか？

データが入力されたら，まず分布の確認をし，それから解析を始めましょう。

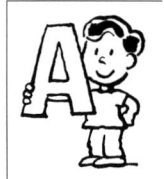

数量的データを扱う場合，よくみられる誤りが，入力されたデータをそのまま使って平均値を求めたり，割合を比較したり，さらには相関係数を求めたりしてしまうことです。平均値や相関係数を求める場合には，そのデータの分布が正規分布をしていることが前提となります。そうでない場合（これを対数正規分布という）にも結果は出ますが，真の状態を反映した結果とはなりません。

そこでデータの解析は，① 分布の確認，② データの解析，③ 統計学的検定の順に進めていくとよいでしょう。

●分布の確認は解析の命

まずは，① 分布の確認についてです。

料理のときに，肉を切るときと野菜を切るときで，それぞれ包丁の種類が異なるように，分布の状態によって，用いる統計的手法の種類が異なります。その分布に合った統計処理をして初めて，そのデータは価値のあるものとなるのです。分布の確認は，解析における重要なファーストステップ。このステップなしに，解析にたどりつくことはできません。

分布の確認の進め方として，まず度数分布表を作ってみてください（113頁，MEMO 参照）。ここで確認することは，正規分布か対数正規分布かということです。

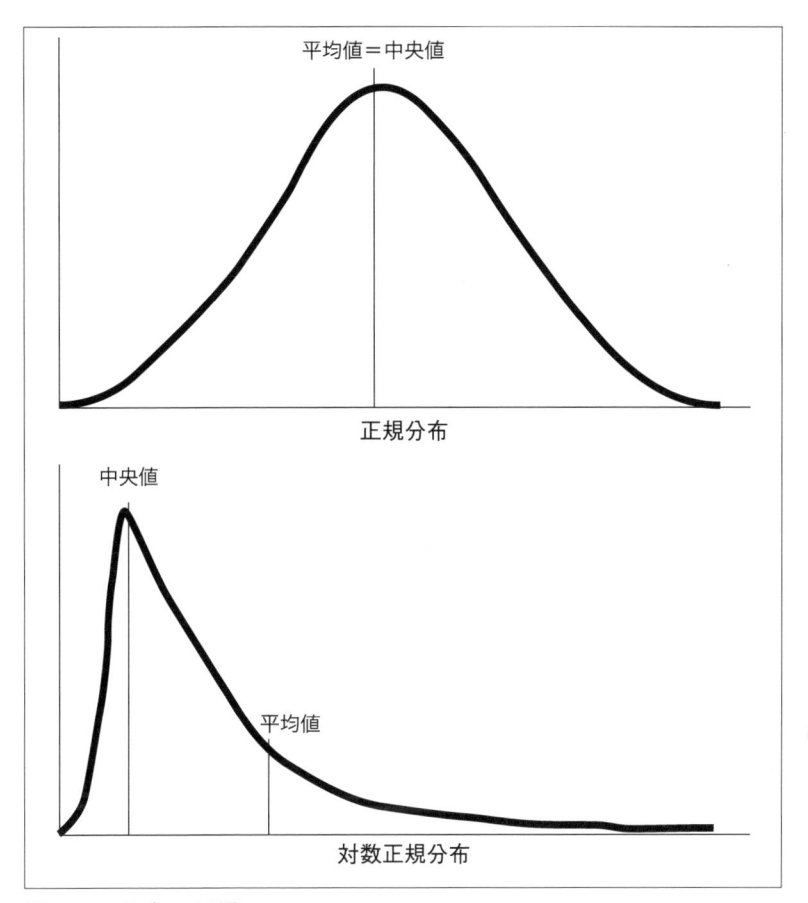

図 7-1 分布の種類

　正規分布とは，図 7-1 に示すように**平均値と中央値がほぼ一致している分布**であり，いっぽう対数正規分布とは，**平均値と中央値が一致しない分布**のことをいいます。正規分布の場合には，解析には t 検定(Student-t 検定ともいう；2 つの変数間の平均値が等しいか等しくないかを確認する手法)が使えます。いっぽう，対数正規分布であった場合，ノンパラメトリック〔母分布を仮定しない(できない)場合や少数例の場合に適用される手法〕という手法で解析する必要があります。

次にデータ解析で問題となるのは，異常値(はずれ値)の処理の方法です。分布をみると，ひとかたまりになった値の分布から1個か2個，飛び離れた値がある場合です。これを主観的な判断で「はずれているのだから切り捨ててしまおう」としがちです。しかし，たまたま範囲外であっても，その値が意味を持っていることがあります。その値をはずすかどうかの判断は，スミルノフ(Smirnov)の棄却検定(群からはずれている数値として，棄却してもよいか統計学的に吟味する方法)を用いて確認することが必要です。

● データの解析は目的を持って

分布の確認が終わってから，データの解析作業に入ります。

データを解析するとき，思いつくままに解析(平均値の算出，相関係数の算出，割合の比較など)を行うのでなく，「何の，何について調べたいのか」を明確にしてから解析作業に入る必要があります。そうしないと，自分は何について調べたいのかという目標を見失ってしまい，気がついたら全く違う方向で解析を進めていたということになりかねません。

● 数字の大小の比較のための統計学的検定

以上の方法で算出されたいくつかの群の平均値や割合の差が，偶然によって生じた差なのか，それとも意味のある差(有意差)なのかを確かめるために，検定(帰無仮説が棄却され，対立仮説が採択されるか否かを吟味する方法：122頁，COLUMNS参照)という作業を行う必要があります。

例えば2つの群で年齢差が10歳あったします。それは単に年齢が10歳違っているだけなのか，それとも有意な差なのかでは，そのあとの結果の解釈が全く異なってきます。

しかし，検定によって有意差が得られたとしても，それは「数値の差が偶然に生じたのではない」ということを意味するものであって，「**有意差がある＝看護学的に意味がある**」とは限らないことを，しっかりと念頭においてデータを解釈してください。例えば，痛みを訴える患者さんへの

介入の効果を10点満点で評価したとき，結果が10点から3点になったからといって，手放しで喜ぶことはできません。なぜなら患者さんは，痛みが0にならない限り満足できない可能性が高いからです。

● **対象者の特徴も考慮して**

データの中に異なる属性(性，年齢)や状況(重症度など)が含まれる場合には，各要因別に特性を検討する必要があります。

例えば，「年齢が20～90歳で，そのうち女性が70%，65歳以上が60%以上で重症の割合が70%を占める対象者」の検討をしたとしましょう。この集団から得られた結果は女性の，高齢群のかつ重症度の高い者の状況が反映された偏りのある結果であって，必ずしもこの集団全体の状況が反映された結果とはなりません。

そこでこの場合(例数があれば)，必ずしも細かく分類する必要はないので，男女別，年齢階級別(65歳以上とそれ以下，10歳階級別など)，重症度別(軽度・中等度・重度など)に分けて検討する必要があります。

MEMO 度数分布表って何だろう？

度数分布表とは，データを階級別にいくつかの群に分け，その群に何人いるかを表としてあらわしたもので，データの広がりを知ることができます。

例：40人の身長の度数分布表
　　(最小130 cm，最大178 cm)

階　級	度　数	割　合
130～139 (cm)	4	10%
140～149	12	30%
150～159	14	35%
160～169	8	20%
170～179	2	5%

Step 7

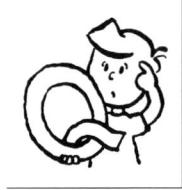

2. データの解析方法に決まりはあるのですか？

解析方法に特に決まりはありません。その方法は、自分がどのような結果を出したいのかということにより決まります。

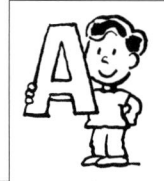

●データ解析の「格好」は気にしない！

　データの解析方法に決まりはありません。自分の目的に合った方法、つまり自分が使いやすいように（解釈しやすいように）加工すればよいのです。「こんな簡単な解析方法では格好が悪い、もう少し複雑なものを使いたい」というのは大きな間違い。解析方法に格好がよい、悪いはありません。

　一見「格好のよい」複雑な方法として、得られた結果をしぼり込むための方法（よく用いられるのは重回帰分析、因子分析、主成分分析）がしばしば使われます。しかし、その使い方を誤ると、その解釈が困難となるため、使い方をよく知ってから使うことが必要となります。

　例えば、よく使われる重回帰分析の本来の目的は、「いくつかの変数に基づいて、別の変数を予測すること」や「有意差の認められた要因の中での、より関連の強い要因の探索」に用いられる解析方法です。したがって、単に「検討に用いた変数をモデルに投入し、関連のある要因を探したい」という場合には適さない方法です。

●データ解析は自分の目的に合わせて

　実例（115頁）で示すように、1つのテーマでも様々な方法で解析することができます。自身の研究目的に合わせた解析方法を選びましょう。

事象同士の関連を調べる場合，その変量の加工により1種類の方法でなく，下記に示す3つの方法のいずれかを用いて調べることができます。

データ加工の原則(正規分布と仮定した場合)
① 平均値の比較………数値の比較を目的とする場合　……t 検定
② 割合(比率)の比較…割合の比較を目的とする場合　……χ^2 検定
③ 相関関係(変数同士の関係)
　　　　　……2変量間の関係の強さを知る………相関係数

実例

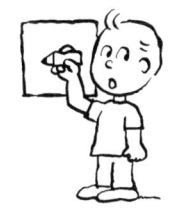

① 年齢と最高血圧の関係を調べる場合
　1）平均値の比較：年齢を層別(30〜39, 40〜49, 50〜59, 60〜69, 70歳以上)し，年齢群別に血圧の平均値を比較する。
　2）割合(比率)の比較：年齢の層別(30〜39, 40〜49, 50〜59, 60〜69, 70歳以上)，血圧の層別(160 mmHg 未満，160 mmHg 以上)を行い，年齢群別に 160 mmHg 以上のものの割合を比較する。
　3）相関関係：年齢と最高血圧の相関係数を求める。
② 看護介入の程度と入院に対するコーピングとの関係を調べる場合
　1）平均値の比較：看護介入の程度別にコーピング得点の平均値の比較。
　2）割合(比率)の比較：看護介入の程度別に，コーピング得点をカテゴリー化(高い，低い)し，看護介入の程度別に高い(低い)カテゴリーを有するものの割合の比較。
　3）相関関係：看護介入の程度を得点化し，コーピング得点との相関係数の算出。

Step 7

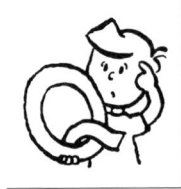

3. 統計学的検定で有意差が出なかった場合は，どうすればよいのですか？

有意差の有無は対象者の数とも関係するため，その結果を採用するか否かは結果を見て判断する必要があります。

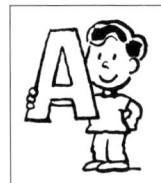

●**有意差は対象者の数に左右される**

　結果を検討する場合に忘れてはならないのは，統計的有意差（以下，有意差）があるかということです。しかし，有意差の出た結果のみを採用し，有意差の出なかった結果は切り捨てるというのは，間違いです。なぜなら，有意差の有無は**対象者の例数と関係している部分がかなりある**からです。例えば，2群間の血清総蛋白の平均値 $7.6±0.5\,g/dl$ と $7.7±0.6\,g/dl$ を比較したとします。双方10例ずつの場合では全く有意差はありませんが，10,000例ずつの場合では0.1％で有意差がみられます。**有意差は例数が多ければ多いほど出やすい**ということをよく覚えておいてください。

　さらに，割合を比較するときにA群では10％，B群では20％と両群間で10％という明らかな差が認められたとします。先ほどと同様，10例の場合と，10,000例の場合では，前者では有意差はありませんが，後者では0.1％で有意差がみられます。これは，明らかに両群で10％という明らかな差があるにもかかわらず，前者では10例と例数が少なかったために，有意差が出なかった可能性を意味します。

●**有意差がなくても，もう一度データを見直そう**

　有意差が出なかっただけでその結果を棄却してしまうと，結果の中に

Q3 統計学的検定で有意差が出なかった場合は，どうすればよいのですか？

ひそんでいる意味のある内容を見逃してしまうことになります。みかけ上は明らかな差があったにもかかわらず有意差が認められなかった場合，結果には「両群の平均値には有意差は認められなかったが，A群の割合はB群に比べ高い傾向にあった。今後例数を増やして検討する必要がある」と記述すればよいのです。

統計学的検定結果をみるときには有意差だけにとらわれずに，有意差がなかった場合でも「その例数はいくつ，両群差はどのくらい」ということをしっかりと確認して，結果として採用するか否かを決めてください。

MEMO　数値化して，検討（平均値，相関係数）する際のポイント

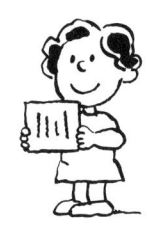

① 分布の確認を行うことが原則
　・度数分布の作成→正規分布か対数正規分布か
　　　解析方法の選択
　正規分布：平均値≒中央値→ t 検定
　対数正規分布：平均値≠中央値→ log 変換を行う
　　　　　　　　　　　　　　ノンパラメトリック検定

② ばらつきの状態を調べる
　ばらつきの指標：標準偏差
　　・異常値（はみ出し値）の取り扱い
　▶注意！　主観的判断で除いてはいけない。

③ 何群かに分ける
　1）平均値の高低で2群に分ける。
　2）平均値±1〜2 SD で分ける
　3）パーセンタイル
　　　対象者全体をその測定値に基づいて
　　　1/3 ずつ分ける（tertile）
　　　1/4 ずつ分ける（quartile）　がよく使われる
▶注意！　あまり細かく分けすぎないこと。また，1桁の人数の群を作ることはあまり望ましくない。統計学的検出力の低下（実際には有意性があるのに，例数が少ないことにより，有意性がなくなってしまうこと）につながってしまう。

Step 7

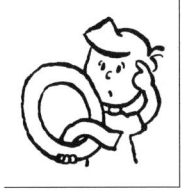

4. 統計学書を読んでもどのような統計手法を使ってよいかわかりません

統計学書はパソコンのマニュアルのようなもの。最初からじっくり統計学書を読む必要はなく、必要なときに読めばよいのです。

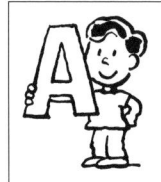

●**統計学書はわからないときに読むもの**

　研究初心者からよく受ける質問は、統計の使い方がわからないということです。特に多いのは、「t 検定と χ^2 検定をどのように使い分けたらよいのかわからない」という質問です。そのような質問をする方は、最初から統計の難しい本を読んでいるようです。

　統計とは、調味料と同じようなものと考えてください。調味料は、あらかじめ決めておくのではなく、ある程度料理をしてから、どれをどのくらい使うかを決めますね。統計も同じことなのです。最初から「平均値は t 検定、割合の比較には χ^2 検定、そしてその出し方は…」と覚えたとしても、あまり意味はありません。統計というのは、**すべての結果が出そろってから何を使うかを判断する**ものなのです。

　例えば、A 群の平均値は見た目では B 群より大きいが、本当に A 群が B 群よりも平均値が大きいのか、といった場合は、「平均値の差の検定をすればよいのだから、t 検定を使おう」と判断します。結果が出てから「どういう方法を、どうやって使うか」を決めればよいのです。統計の使い方は、「泥棒をみて縄をなう」式で十分なのです。

　研究において大切なのは、統計学的な方法を使うことそのものではなく、結果を出すこと。決して本末転倒にならないように、心がけてください。

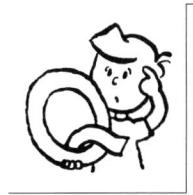

5. 交絡変数に注意しなければならないのはなぜですか？

交絡変数の存在によって，実際に関連はなくとも，あたかも関連があるようなみかけ上の関連を作り出してしまう可能性があるからです。

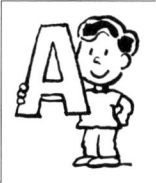

●その関連は本当？ みかけだけ？

様々な看護研究の論文を読んでいると，「2つの要因の関連がみつかった，これでよし」という結果が目にとまることがあります。しかし，本当にこの2つの要因は関連があったといえるのでしょうか。

例えば，血圧と脳出血の間に正の関連が認められたとします。しかし，本当にこの2つの要因は関連していたのでしょうか。おそらく研究者は，「当たり前だ，2つの要因には正の有意な関連が認められたのだから，間違いがない」と胸をはって答えるかもしれません。そこが落とし穴となります。

なぜなら，血圧と脳出血はいずれも年齢と関係することは知られています。つまり，この2つの関係は，年齢があることにより偶然生じたみかけ上の関連であり，年齢の影響がなくなったら，何の関連もなくなってしまう可能性もあるからです（図7-2）。

このように，実際には2つの要因の間に何の関連もないのに，その要因が存在することでみかけ上の関連を生じさせる要因のことを「交絡変数」といいます。

●真の関連かを見極めよう

したがって，2つの要因の間に何らかの関連が認められた場合，それは

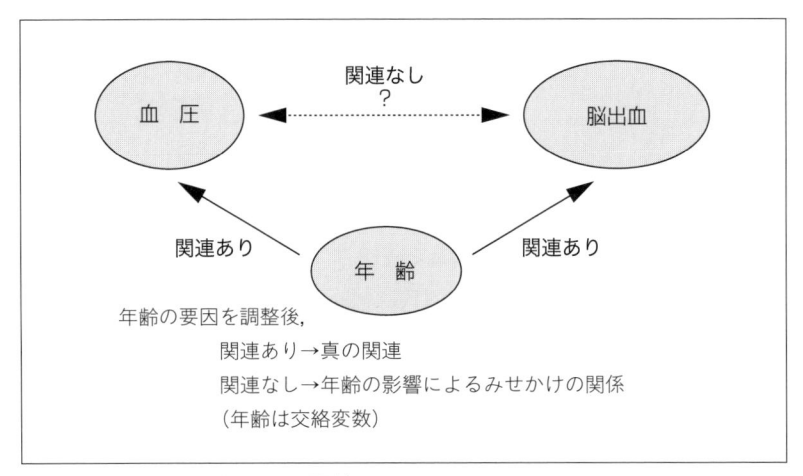

Step 7　データの中から，問題の答えをみつけよう

```
        関連なし
          ?
  血圧 ◄┄┄┄┄┄┄► 脳出血
    ▲              ▲
    │              │
 関連あり         関連あり
    │              │
     ╲            ╱
        年　齢

   年齢の要因を調整後，
   関連あり→真の関連
   関連なし→年齢の影響によるみせかけの関係
   （年齢は交絡変数）
```

図 7-2　血圧と脳出血との関連

真の関連なのか，それとも何らかの要因(交絡変数)が存在することでみかけ上生じた関連なのかを，見分けることが必要です。その方法としては，まず2つの要因間に関連があることを確認し，次に双方の要因と共通に関連する要因は何か(多くは性と年齢)をみつけ，その要因が存在するときとはずしたとき(これを補正という)，2つの要因の関連に違いはないかを確認します。交絡変数をはずす前後で関連が変わらなければ，2つの要因は関連があると結論づけてもかまいませんが，関連がなくなったときは結論づけが難しくなります。これは，**真実に近い結果を出すために必要な手続き**です。

　これからは，2つの要因間に関連を認めた場合，「2つの要因の間に関連が出た，よかった」ではなく，「これは真の関連なのか，それともみかけ上の関連なのか」を確認する習慣を身につけてください。

Q5 交絡変数に注意しなければならないのはなぜですか?

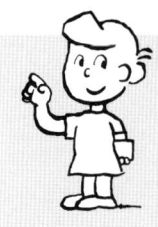

COLUMNS

交絡変数は身近にもあった!

本文中では「血圧と脳出血との関連」で交絡変数を説明しましたが,もっと身近な,友人関係を例にして,考えてみましょう。

AさんとBさんには共通の友人Cさんがいる。いつも3人は一緒だが,この場合,AさんとBさんは本当に仲がよいのであろうか。

そこで,Cさんがいるときと,いないときでこの2人の関係を調べてみた。

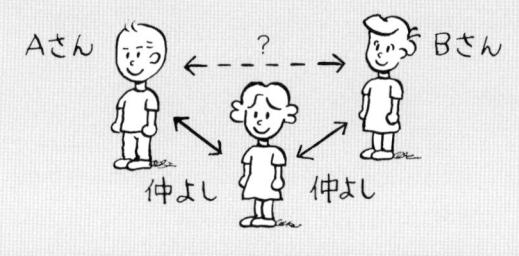

状況	結果	判定
Cさんがいなくても,仲がよかった。	AさんとBさんの仲は本当によかった。	Cさんの存在は2人の関係に影響を及ぼしていない。 この場合,Cさんの存在はAさんとBさんの関係に対する交絡変数ではなかった。
Cさんがいないと,2人は話もしない。	AさんとBさんは,Cさんがいることでみかけ上,仲よしにみえているだけで,実際にはそんなに仲はよくなかった。	Cさんの存在が,多大に2人の関係に影響を及ぼしている。したがって,AさんとBさんはみかけ上仲がよさそうにみえていたが,実際はCさんがいることでその関係が保たれていた。 この場合,Cさんの存在はAさんとBさんの関係に交絡し,Cさんは交絡変数となっていた。

Step 7

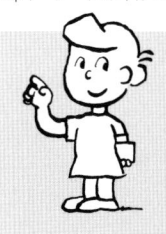

COLUMNS
対立仮説と帰無仮説
――統計の話を少しだけ

検定を行う場合には，2種類の仮説，対立仮説と帰無仮説が使われます。

対立仮説〔一般的には（作業）仮説と呼ばれている〕とは，データの収集前の研究者による研究結果に対する予測のことであり，「要因間に差があること」を前提にして立てられる仮説です。いっぽう，帰無仮説とは「条件間（群間）に差がない」「ある処理の効果がない」というように対立仮説を否定する仮説のことをいいます。

例：対立仮説：「血圧の高い人は，低い人に比べて脳出血の発症率が高い」

帰無仮説：「血圧の高い人と低い人の間に，脳出血の発症率には差がない」

「差がある（有意差がある）」とは，帰無仮説を棄却する基準として決めた数値（検定統計量という）と，実際にサンプルから計算された検定統計量とを比較し，前者に比べ後者が大きい場合とします。通常，有意水準（間違って帰無仮説が採択される確率）5%の検定統計量が，その基準として用いられます。

▶両側検定と片側検定の使い分け

あらかじめどちらが大きいとか優れていることを

　　仮定していない→両側検定

　　仮定している　→片側検定

Step8

答えが出たら，それを論文にまとめてみよう

いよいよ最終段階。論文作成にとりかかりましょう。
論文だからといって，難しい言葉を使う必要はありません。
論文の目的は，わかりやすく研究成果を伝えることなのだから。
この章では「はじめに」から「考察」まで，順を追って解説します。

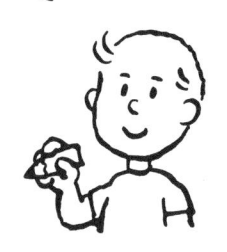

Step 8 答えが出たら，それを論文にまとめてみよう

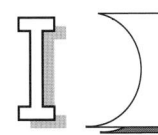

I 論文の書き方を確認しておこう
─論文の組み立て方と心構え─

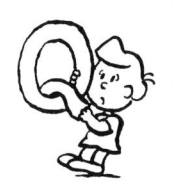

1. なぜ，研究を論文にまとめなければならないのですか？

論文を書くことで，研究結果を公表すること，社会的責任を果たすこと，さらに，論理的思考など自分自身の能力を向上させることもできます。

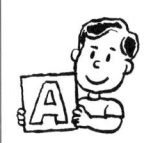

●なぜ論文を書かなければならないの？

　研究を論文にまとめる第1の目的は，**研究論文を公表する**ことです。公表することで初めて自分の論文を読んでもらうことができ，その結果を活用してもらうことができるのです。

　2番目の目的は，**社会的責任を果たす**ことです。研究は様々な人のサポートがあって成立するものですから，協力してくれた人にお礼をする必要があります。また，研究機関などから研究費をもらって研究した場合には，結果を報告する義務があります。**研究論文をまとめることは，これらのお礼や報告といったいわば「社会的責任」を果たすために欠かせません。**

●論理的な思考を身につける

　また，研究論文を書くことにより，**論理的な思考経路**だけでなく，文書の作成方法までも養うことができます。「自分の主張を相手にわかってもらう」ためには，まず科学的，論理的(なぜそうなったのかを論理立て

て)かつ具体的(読者にわかる言葉で)に書く必要があります。研究論文をいくつか書いているうちに,考え方までが,「論理的で問題解決型」に変わっていくことに気がつきます。

さらに,研究論文を公表することで,様々な批評をもらうことができます。論文を批評されることで気分が沈んでしまう人は少なくありません。しかし「自分で気がつかなかった結果の見方や解釈の方法を教えてくれた」と前向きに考えれば,**今後の研究の質の向上にもつながります。**

MEMO 読者にわかりやすい論文を書くコツ

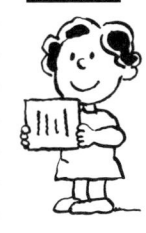

いくら論文の内容が専門領域で価値の高いものであっても,論文の内容がわかりにくければ,その価値が読者に伝わりませんし,読んでもらうことすらできないかもしれません。

そこで,わかりやすい論文を書くコツを挙げてみます。

1. 何について研究したいのかを明確にすること
2. 1つの論文では,1つのことだけについて主張すること
3. 1つの文には,1つのこと(情報)だけ述べること
4. 論文の内容が首尾一貫していること(研究目的を解決するために用いる対象・方法と,その結果に矛盾がないこと)
5. 研究目的と関係ない情報は削除すること(読者を混乱させないため)
6. 結果の解釈に一貫性があり,論理の飛躍がないこと

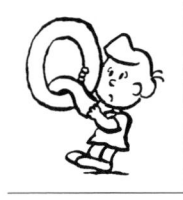

2. 論文はどのように書き進めればよいのですか？

まず自分が伝えたいことを書き連ねてみましょう。それから「はじめに，対象・方法，結果，考察」という論文の骨子にそって，内容の肉づけをします。

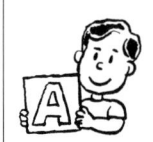

●まずは骨組みから

「論文を作成する」というと，何か大変なことをするかのように思えますが，それほど難しいものではありません。一般的に論文は，「はじめに（緒言・序論），対象・方法，結果，考察」の順で書きます。これが論文の骨組みとなります。

論文は，自分の考えを伝えるための手段。ですから，まずは自分が考えたこと，書きたいと思ったことを書き連ねてみればよいのです。その内容には，研究テーマはもちろんですが，あなたが立てた仮説も含めるようにします。しかし，「そうはいっても，なかなか書き出しにくい」と感じる方もいるでしょう。いきなり文章にするのが難しいときには，声に出して話してみてはどうでしょうか？

自分なりにストーリーを語れるようならば，あなたの研究は文章化が可能です。そのストーリーを，上述の章立てに振り分けてみれば，論文の骨子はできあがります。

●骨子に肉づけしていこう

次に，その骨子に肉づけをしていきます。表8-1に，「研究論文に含まれる内容」を挙げます。これらの項目を基本に，「これだけではいい足りないな」，「書き足したいな」と思うような部分を，補足説明していくので

表 8-1 研究論文に含まれる内容

① 抄録：研究の中で最も強調していい表したいことを重点的に書く
② はじめに(緒言・序論)
　1) 問題提起：研究と関連する社会的背景や問題点の記述
　2) 研究動機・意義：なぜ，この研究テーマを選んだのか。その意義は何か
　3) 研究の背景：この研究に対してはどの程度解明されているのか
　4) 研究目的：何をどこまで明らかにするのか
　　　　　　　(看護における普遍性，独創性を含む)
③ 対象・方法：どのような対象を用いて，どのような方法で研究するのか
　1) 対象者の背景，選定方法
　2) 解析対象者の条件
　3) 評価(測定)した調査項目
　4) 倫理的な配慮
　5) 統計学的な解析方法
④ 結果：収集したデータから，どのような事実が得られたか
⑤ 考察：研究結果を他の研究結果と比較・照合し，その相違点から研究の意義や
　　　　今後の課題について論じる
⑥ まとめ(要約)：研究全体の要約と結論を書く
⑦ 謝辞：指導してくれた人や協力してくれた人に感謝の意を述べる
⑧ 引用・参考文献：引用・参考にした文献をすべて書く

す。多少長くなっても気にせずに，どんどん書いてみましょう。長すぎる説明は，あとからいくらでも削除，修正が可能です。

「はじめに」から「考察」までを書きあげてみたら，文章全体を推敲します。書いた内容が読み手にとってわかりやすいかどうか，また，論理的であるかどうかを意識して読んでみます。自分の言葉で説明できないような難しい表現を用いる必要はありません。

こうしたチェックがすめば，ひとまず論文の土台は完成したことになります。

Step 8

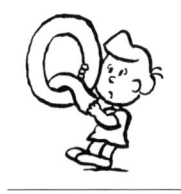

3. わかりやすい論文を書くために、どのようなことを心がければよいですか？

何よりも、書き手本人が論文の内容を理解していることが必要です。論文作成にとりかかる前には、研究内容の理解を深めておく必要があります。

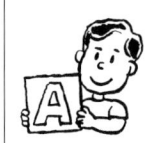

●ストーリーと登場人物はわかりやすく

論文とは、「私はこんなことを研究して、こんな興味深い結果を得た」ということを読者にわかりやすく伝えることです。そのため、「どんな理由で、どのように研究を行い、どのような結果が出て、それについてどう考えたか」というストーリーと、登場人物(調査項目)については、単純にわかりやすく記述する必要があります。

わかりやすい論文とは、**読者が前の文章に読み戻ることなく、順調に先に読み進めていくことができるもの**。そして内容が**首尾一貫し、説得力のある論文**です。このような論文を書くためには、書き手であるあなたが論文の内容を理解していなければなりません。

●論文作成にとりかかる前に

そこで、データがそろって論文を書く準備ができたら、作成にとりかかる前に、次のような手順を踏んでおきましょう。

① 研究の目的，調査方法，結果，その解釈が自分ですらすらといえるか試してみよう
　→いえない場合には，どの部分に問題があるのかをチェックしよう
② 自分でいえたら，研究内容を知らない人に説明してみよう
　そのとき，内容の具体性，論理性，結果の解釈などに関する説得力について評価してもらおう
　→すべて理解してもらえたら，論文作成の開始！
　→わかってもらえなかったら，どこがわからないか聞いてみよう
　　（ここが研究の問題点であることが多い）
　→どういえば理解できるかを教えてもらおう

以上の手順を繰り返し行うことにより，あなた自身の研究内容への理解は深まるはずです。そうすれば，自信を持って論文作成に臨むことができます。

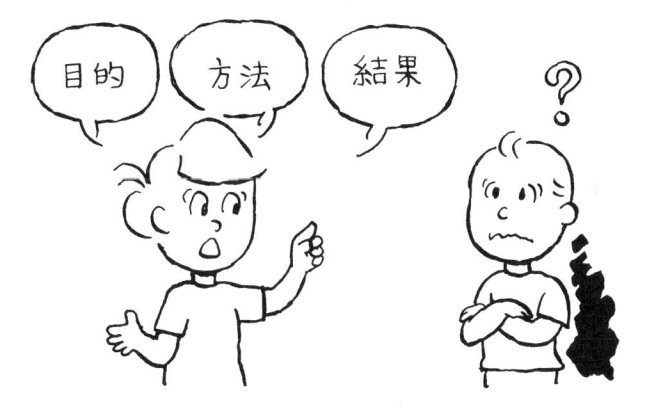

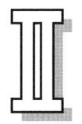

Step 8　答えが出たら，それを論文にまとめてみよう

II　論文を書いてみよう
―「はじめに」から「考察」まで―

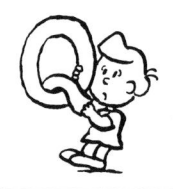

1.「はじめに」には，どのようなことを書けばよいのですか？

「はじめに」は，なぜこのテーマを選び，何をどこまで明らかにしたいのかという研究の概略を，読者に知らせることを目的とした部分です。

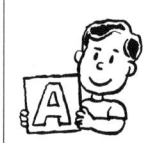

●「はじめに」は論文の顔

　「はじめに」は，執筆者がこの論文に何を書こうかとしているかを示し，読み手にこの論文の意図を伝える「論文の顔」の役割をしています。そのため，自分だけがわかっているという書き方でなく，**読者の立場に立って，わかりやすく書きましょう**。この部分は研究内容に関する考え方や姿勢を評価される部分ですので，記述には細心の注意を払う必要があります。

　「はじめに」は下記の手順にしたがって，記述するとよいでしょう。

① 問題提起：研究と関連する社会的背景や自分の専門領域に関する一般的現状や問題点を記述し，研究の意義や性質を明確にする部分です。
② 研究の動機・意義：なぜこの研究テーマを選んだのか，その背景と意義について読者にわかりやすく記述する部分です。看護を行う中でどんなことに問題意識を抱いたのか，その動機や意義を述

べます。
③ 研究の背景：これまでの文献検討の中で、「今までの研究成果」を具体的に、かつ簡潔に記述する部分です。現状における問題点は何か、どこまで明らかにされているのか、何がわかっていないのかについてまとめます。
④ 研究目的：何をどこまで明らかにしたいのかとその意義、さらには研究の独創性、普遍性について述べる部分です。どの部分を、どのような理由から、どのようにして、どこまで明らかにするのか、その意義は何か、その独創性はどこにあるのか、さらにこの研究結果に期待される看護面での効用・貢献（研究の必要性）についてまとめます。

●「抽象的」から「具体的」に

「はじめに」では、読者が「なぜこのテーマを取り上げたのか」という目的や意図を理解しやすいように記述します。そのためには、「抽象的な説明から具体的な解説へ」という流れを心がけると、書き進めやすくなります。

つまり、「この論文で取り上げた問題の背景」に始まり、「その中で何が問題なのか、その問題では何が解決されていないのか、この論文ではその未解決のどの部分について、どのような理由で、どこまで迫るのか」という流れで記載するとよいでしょう。

●分量は全体のバランスを考えて

一般的な論文1編の刷り上がりページ数は4～6ページ、1ページはおおよそ400字詰め原稿用紙4枚（1,600字）程度と考えると、「はじめに」の分量は、400字から800字程度が適当です。短すぎず、長すぎず、必要な情報を簡潔にまとめましょう。

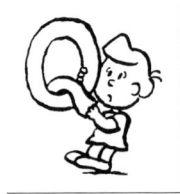

2.「対象・方法」には、どのようなことを書けばよいのですか？

その研究を遂行するために用いられた対象や方法について具体的に示します。

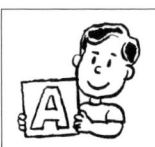

「対象・方法」を明確に記述することは、あなたの研究がしかるべき**科学的な手法で実施されていることの証明**となります。研究計画として立案された部分をベースにして、丁寧に書きましょう。この部分は、自身の研究だけでなく、同様の研究を行う人のためにもできるだけ具体的に記述しておくことが必要です。

●対象と方法は明確に

一般的には最低限、次に挙げる ①〜④ について、できるだけ詳細に記述します。他の研究者が追試もしくは再試を実施できるように、要件を明確に記すのが原則です。なお、量的研究(調査研究や実験研究など)の場合は、⑤ 統計学的な解析方法も併記します。

① 対象者の背景・選定方法
　どこの所属の、どの地域の(所属や地域の特徴)どのような属性(性、年齢の範囲)を持つものを、何名、誰が、どのようにして、いつ、集めたか
② 解析対象者の条件
　対象者の中で、どのような人を解析に用いるのか、その数は
③ 評価(測定)した調査項目
　従属変数・独立変数となる項目は、何を交絡要因としたのか

④ 倫理的な配慮
　倫理的な問題について，どのように配慮したのか
⑤ 統計学的な解析方法
　どのようなソフトの，いかなる解析方法を使ったのか

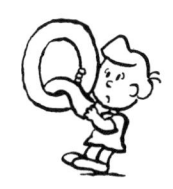

3.「結果」については，どのように書けばよいのですか？

自分が行った実験や調査によって得た結果について，事実のみを客観的に記述します。

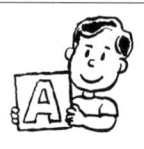

●結果は「事実」のみに基づいて

　「結果」では，「対象と方法」によって導かれた一連の成績を，まとめて順に記述します。注意が必要なのは，その成績に関する自己の解釈まで論述してしまうことです。「結果」では，事実のみを客観的に記述する必要があります。そのため，「結果」における記述はすべて過去形で書くことが原則です。読み手に，よりわかりやすく説明するために，必要に応じて図表を作成することも検討します。

●結果の記述，5つの注意点

　結果の記載については，次のような注意をすることが必要です。

① 結果に示すデータは必要最小限に
　結果の記載は，データの解析から得られた事実をすべて羅列するのではなく，研究目的に沿って結論へ収束するために必要な最低限の結果を示すことが必要です。表の数は多くとも5〜6点以内が好ま

しいでしょう。

② 結果の記述は過去形で

結果とは得られた事実，すなわちすでに起こってしまったことを記載する部分ですので，すべて過去形（「‥‥だった」，「有意な関係が認められた」など）で記述してください。ただし，表を指示する記述（「年齢と血圧の関係に関する結果は表○に示す」など）は，現在形で記述します。

③ 図表の持つ情報には短い説明を

図表の説明について「結果は○○表，○○図のとおりである」という記述がよくみられますが，図表は単なるデータにすぎません。したがって，その図表のポイントを抜き出して本文中に記述する必要があります。

図表の説明の仕方については，下記のように行うとよいでしょう。

- 分析目的：この解析を行った目的は何か
- 表（図）の指定：「表１に示す」などと現在形で本文との対応を示す
- データを読み取る：データの読み方について説明する
- 有意差の判定を行う：有意であったか否か
- 解釈：この結果からどういうことがいえるのか

実例

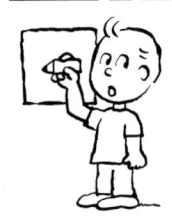

表についての説明は，本文中で以下のように記述します。

「最高血圧値における性差を調べる目的で，その平均値を男女で比較した結果を表１に示す。その結果，男性の最高血圧の平均値は女性に比べ有意に高かった。この結果から，最高血圧値に顕著な性差が認められた。」

表１　最高血圧値の性別の比較

	男性(例数 50)	女性(例数 40)	有意性
最高血圧(mmHg)	135.5±15.6	124.5±12.6	$P<0.001$

●有意でなくてもデータであることに間違いはない

ときおり有意差の記述で，有意なものだけ記述して，有意でないものは「すべて有意でなかった」の一言で片づけてしまっている記述がみられます。極端な場合は，解析したすべての結果に有意差がなかった論文で，「すべての検討において有意差はなかった」の一文しか記述されていないものもあります。これでは結果といえません。

Step 7 の Q3(116 頁参照)で説明したように，**有意差は例数が多ければ多いほど出やすい傾向があります**。そのため，まず結果を評価するときに，対象者の数が 100 例を超す場合には有意差がなければ有意ではないと判定しても問題ありません。いっぽう，10 例や 20 例と極めて少ない場合には，明らかに群間に数値(平均値や割合)に差があっても有意な差が生じないことがあります。この場合，単に例数が少ないため有意差が出ないだけで，実際には意味を持つ結果である可能性もあります。このような場合は，「有意差は認められなかったが，平均値(あるいは割合)が高い(低い)傾向にあった。今後は例数を増やしてさらに検討する必要がある」などと記載する方法があります。

●結果には事実だけを

表の説明で，結果の得られた背景やその解釈に関する記述を目にすることがあります。これは論文としては誤りです。**結果の部分では事実のみを記載し，その結果の解釈は「考察」の部分で行ってください**。

実例

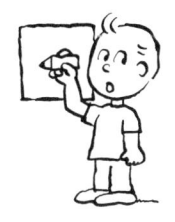

正　結果：たばこを吸っている人は肥満度が低かった
　　考察：たばこを吸うと，消化機能の低下が生じる。その結果，食物摂取が減って痩せるのかもしれない。
誤　たばこを吸う人は消化機能が低下するために，肥満度が低かった。
　　→結果と考察の混同

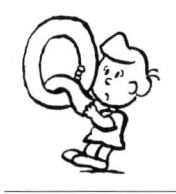

4.「考察」には，何を書けばよいのでしょうか？

事実に基づいて得られた結果の解釈や意義，研究方法の限界などをまとめます。考察では自己の見解を客観的に論述することが原則です。

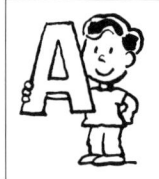

●考察は論理的に，客観的に

「考察」では，得られた「結果」の解釈や意義(長所)，および，その研究方法の限界(短所)，などについて多面的に論述します。

一般的な書き方について，順を追って解説していきましょう。

① 「はじめに」で掲げた研究目的と仮説について，簡潔に再掲する。
② 「結果」を要約する。
③ 研究の方法論に関する問題点を挙げる。
 ・調査対象の選択の方法
 ・調査項目の選定に関する妥当性，信頼性
 ・特殊な方法を用いたときや新たに尺度を作成した場合の妥当性
④ 研究の意義(研究の有用性，独創性)について述べる。
 ・他の先行研究にない，本研究だけの独創性のアピールを行う。つまり「他の報告と比べて自慢できること」を述べる。
⑤ 先行研究と比較して，自分の研究で得られた結果の解釈と評価を行う(結果に関する考察)。
 ・先行研究があればその概要を紹介する。今回得られた知見との類似もしくは相異を論述し，その理由についても言及する。その記述には主観的な表現を避け，必ず先行研究に基づいて行う

こと。記述の際，用いた文献は必ず引用文献としてリストアップすること。
⑥ 今回の研究では明らかにできなかったことを述べる（限界の検討）。
- 本研究の不備を指摘し，得られた結果が専門領域にどの程度貢献できるか，どの範囲までなら利用可能かを論じる。調査方法，バイアスの有無など自分の研究の限界・欠点を明確にし，それが研究結果にどのように影響したかについても論じる。
⑦ 今後の研究に向けて改善すべき事項をまとめる（次回への研究の示唆）。
- ⑥の限界をふまえて，今後の研究に向けて改善すべき事項などを論述する。自己の研究の短所についても，冷静に分析する必要がある。
⑧ 結論を述べる。
- 本研究から得られた結果をもとに，看護の実践においてどのような示唆・提言ができるかを論じる。

以上の順番は多少入れ替わることもありますが，要するに「考察」では**自己の主張の正当性を論理的に述べることが必要**なのです。

考察では，「結果」の章と異なり，自分の見解を述べることができます。ただし，感想や願望のような感情的な表現は控えて，あくまでも**客観的に論述すること**が原則です。

●考察の記述，6つの注意点

① 結果にないことにはふれない。
② 勝手な解釈はせず，あくまで事実に基づいての解釈を行う。
③ 独断的な自分の意見はいれない。
④ 仮説と違った結果が得られた場合，それを意図的に省いてはなら

ない。なぜ，そのようなことが生じたのかについて説明する。
⑤ すべての結果について考察できるわけではないので，考察できない部分や困難な部分についても残さず記載する。
⑥ 残された問題点についても，次回の検討につなげるために明確にしておく。

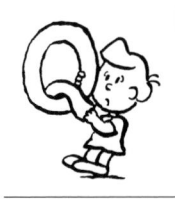

5. 抄録にはどのようなことを書けばよいのでしょうか？

抄録とは「論文の顔」に当たります。論文で伝えたい内容がすべて，しかも簡潔に記載されていることが必要です。

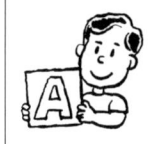

● 抄録はなぜ必要？

抄録とは，論文で述べる主な事実と結論が簡潔明瞭にまとめられており，それを読むだけで，本文を参照することなしに，ひと通り完結した情報が与えられるものでなくてはなりません。

抄録の目的には，以下の2つがあります

① 自分の行おうとする研究に有益な情報を与えてくれるか否かの判断に用いる。
② (読者によっては)抄録から，論文全体の内容の理解に用いる。

特に①に関しては，論文本文の内容がどんなにすばらしくても，抄録の書き方が不十分な場合，中身まで読んでもらえないこともあります。

そこで抄録には，

① 目的(何のために)　　② 対象(何を)
③ 方法(どうしたら)　　④ 成果(どうなった)

を簡潔に述べることが必要となります。

●「論文の顔」抄録記述の注意点
　「論文の顔」である抄録をまとめる際には，次の点に注意することが必要です。

① 論文本文を書き終えたあとに，その要点を書く。
② 研究目的・方法・結果・結論に関しては，重要な情報をもれなく具体的に記述する。
③ 抄録には，抄録作成者の主観的な解釈や批判を加えてはならない。
④ 表題に書いてあることを抄録の中で繰り返すことは避ける。
⑤ 投稿規定により指定された語数を守り，熟考を重ね，情報量を低下させない範囲で語句をまとめる。
⑥ 文の時制は，結論の部分を除いて，原則として「過去形」で書く。
⑦ 原則として文章だけにし，論文中の節，式，表，図，脚注，引用文献などを引用しない。
⑧ 論文中に書いていないことには，ふれない。

MEMO 謝辞はどうして必要？

　論文は自分の力だけでは書けません。いろいろな人の協力を得て初めて完成するものです。

　謝辞とは，研究を行う上で指導を受けた人や研究遂行上感謝すべき人，論文作成でお世話になった人など，感謝すべき人に対してお礼を述べる部分です。特に直接指導していただいた人や，研究の場所を提供してくれた人たちなどお世話になった方々には，必ず礼を尽くす必要があります。また，個人へのお礼だけでなく，研究のための費用を提供してもらった団体などにもお礼を述べる必要があります。

　謝辞は，多くの場合以下のような方法で記述されます。

・本研究にあたり直接の御指導をいただいたX大学Y学部Z学科教授，A先生に深謝する。
・本研究の一部は科学研究費によった。

(参考)感謝を示すときの書き方
　深謝＞感謝(感謝の意を強く表したいとき)

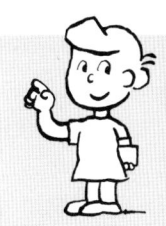

COLUMNS

文献の出し方，書き方，注意点

●なぜ文献が必要？

　論文とは，自分の結果や意見を他の報告と比較することにより，自身の結果や意見の有用性や妥当性を主張することが必要です。したがって，資料や文献を参照しないで論文を書くのは困難です。

　そのため，どこからどこまでは自分の考えで，どこからどこまでは他人の研究方法や意見を利用したのかを明確にすることが必要とされます。論文に引用した資料や文献については，引用した旨を文章中に明記し，自分の主張と区別できるようにしなければなりません。これは論文を執筆するときには当然の倫理的必要性でもあるのです。

　他人の研究から引用した部分について，その引用した文献を明記せず，自分の考えた方法や意見のように使うと「無断引用」や「盗作」となります。引用部分が他人の知見であることを示すこと（出所表示）は，著作権法という法律上，義務なのです。

●文献の示し方の注意

　通常，論文を書く際に引用した資料や文献は，本文中の該当箇所の右上に番号を付した上で，本文末尾に示されます。示し方の注意点を次に挙げます。

① 論文を書く上で参考にした文献を挙げる。本文中で用いていない文献は挙げない。
② 孫引き（他の論文で用いられた文献を使うこと）を行うときは，必ずその論文の出所を自身で確認する。できる限り一次資料を文献（論文，著書，資料）とする。
③ 文献の表示方法は雑誌ごとに異なるため，投稿する場合は必ず投稿規定で確認する。
④ 一般的に表示すべき項目は次のとおり。
　（雑誌）著者名：表題名．雑誌名，巻（号），ページ数，発行年
　（書籍）著者名：書名．ページ数，発行所，発行年

Step 8 答えが出たら，それを論文にまとめてみよう

参考文献

1) 青木和夫，他：はじめての看護研究．医学書院，1994
2) 早川和生（編）：JJN ブックス 看護研究の進め方・論文の書き方．医学書院，1991
3) 川野雅資（編）：看護研究入門 科学的研究方法の実践［心の看護編］．星和書店，2001
4) 数間恵子，他：看護研究のすすめ方・よみ方・つかい方．日本看護協会出版会，1992
5) 木村宏子：エキスパートナース MOOK 看護学生版シリーズ⑦わかりやすい看護研究の進め方．照林社，1996
6) 小西美智子（編）：看護研究へのアクセス 研究を始める前に．廣川書店，1997
7) 黒田裕子：看護管理シリーズ 8 看護研究 スタッフを指導するために 第 2 版．日本看護協会出版会，1996
8) 根津 進：看護研究 根津進のらくらくワークブック．日総研出版，1992
9) 根津 進：看護研究 Q & A 90 問 90 答．日総研出版，1981
10) 西田 晃：新思考ですすめる看護研究お手本になる本．日総研出版，1994
11) 緒方 昭：看護研究への招待 第 4 版．金芳堂，2001
12) 竹内登美子：ナース専科 BOOKS 看護研究サクセスマニュアル．文化放送ブレーン（現・メガブレーン），1996
13) 田久浩志，他：看護研究なんかこわくない―計画立案から文章作成まで．医学書院，2000
14) 土屋健三郎，他：看護研究の方法とまとめ方 第 2 版．医学書院，1984

Case

最後に，看護研究の論文例を2編，ご紹介しましょう。これまで説明してきたことが，実際にどのような形で論文に記述されているか，考えながら読んでみてください。
読み終えたら，さあ，看護研究を始めましょう！

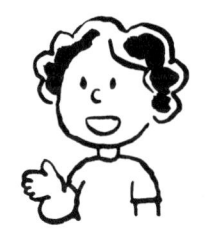

Case

Case 1：高齢者のライフスタイル要因に対する家族の認知度と高齢者の健康状態との関連

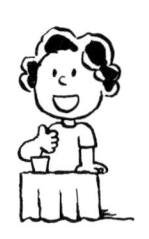

はじめに

①現状の問題点	①我が国では急速な高齢者人口の増加とともに，要介護老人や虚弱老人の増加が将来的に予測されている。
②研究の動機	②そこで高齢者の身体および精神状況の家族やその周りの者による把握・理解は，精神的な安定を含め健康状態の維持・向上にも有用かつ重要と考えられた。
③先行研究の紹介 ④現状で解明されていること ⑤どこがわからないのか	③④これまで我が国，欧米を通じ高齢者の生活動作や健康状態は家族とほぼ一致することが明らかにされてきたが，⑤高齢者の生活習慣や心理的な状態に対する理解の程度に関する報告は極めて少ない。
⑥看護界への貢献 ⑦独創性は（下線部）	⑥⑦<u>高齢者の生活習慣や心理的状態への家族や介護する者の積極的な認知・理解は，高齢者本人の健康状態の維持にもつながる。</u>
⑧研究目的	⑧本研究の目的は，生活および健康状況に対する高齢者本人と家族の回答の一致状況を検討することである。

研究対象および方法

①どこの所属（どの地域の）	対象者は①愛知県内大都市近郊に居住する②65歳以上の高齢者全員③2,684名である。本研究では

②どのような属性(性,年齢の範囲) ③何名	これら2,684名を男女別年齢群別(65〜69歳, 70〜74歳, 75〜79歳, 80歳以上)に8群に分類し, 1/10に相当する高齢者286名とその家族を無作為に系統抽出した。④筆者が⑤電話にて家族に本調査の目的を説明した。⑥調査期間は1997年11月から1998年2月である。
④誰が ⑤どのようにして ⑥いつ集めたか	
⑦解析対象者の条件は	⑦本人およびその家族とも調査の承諾が得られた218名(76.2%)に, ⑤あらかじめ郵送にて自記式の質問用紙を配付し, のちに調査者が回収を行った。⑧本検討の解析対象者は本人とその家族とも調査票の回収ができた205名(71.6%)であった。
⑧解析対象者の数は	
⑨どのような調査項目を用いたのか	⑨検討項目として, 物忘れ, 便秘, 難聴, 転倒, 嚥下困難, 心理的状況に関する易怒性, うつ傾向, 感情表出, 笑い, 前向き思考の項目を選んだ。現在の主観的健康については「非常に健康」,「まあ健康」,「あまり健康でない」,「健康でない」の4つの選択肢を用いて本人に回答を求めた。
⑩従属変数となる項目は ⑪独立変数となる項目は ⑫倫理的配慮	健康状態に対する生活習慣, 自覚症状, 心理的状態および全体項目数の独自の関連の検討には, ⑩健康状態を従属変数とし, ⑪生活習慣, 自覚症状, 心理的状態および全体項目数を独立変数とした多重ロジスティック回帰分析を用いた。⑫倫理的配慮に関しては面接時に文書にてインフォームドコンセントを行った。
⑬使用したソフトと解析方法	⑬統計学的検定の手法は, 離散量にはχ^2検定を, 連続量にはt検定を, 本人とその家族の回答の一致性の評価にはカテゴリーの一致率およびκ統計量を用いた。⑬統計解析はSPSS ver. 6.1(for Macintish)を用いて行った。

Case

結果

①分析目的
②表(図)の指定(現在形)
③データを読み取る
④有意差の判定を行う
⑤データの解釈

項目別検討

①本人と家族の回答を比較した②結果を表に示す(表は省略)。③本人と家族でほぼ一致していたのは「便秘がち」,「物忘れをしやすい」であった。いくつかの項目を除き,ほとんどの項目で,④有意ではなかったが,⑤家族の回答に比べ本人の割合のほうが低かった。

主観的健康状態との関連

①主観的健康感別の各カテゴリーにおける一致項目数と健康状態の関係を調べた。③「健康である」での自覚症状,心理的状況における一致項目数はともに「健康でない」に比べて④有意に高かった。⑤この結果から一致項目の多い者ほど健康状態がよいことが示された。

考察

①結果のまとめ

②研究の方法論に関する検討(調査対象方法の選択の方法)

③結果に関する考察

①本検討で高齢者の生活および健康状況に対する本人とその家族の回答の一致状況を調べた結果,身体的あるいは精神的要因ともその一致率は高かった。

②本研究の対象者は性,年齢階級別ごとに無作為系統的抽出されたこと,さらに「健康と思う」者の割合が全国調査と同様男で女より高かったことは,本研究対象者が特に偏りのない一般的な老年者集団であると考えられた。

③本研究にて得られた高齢者の生活状況に対する家族の認知度の結果は過去の報告と同様,第3

者にも観察しやすく評価しやすい生活習慣あるいは状態ほど一致率は高く，一方，より複雑あるいは詳細で，個人の主観の介在する程度の高いものほど一致率は低かった。

　高齢者に対するその周囲の者の認知の程度が高齢者の健康状態に及ぼす影響に関する検討は，ほとんど皆無ともいえる。そこで，高齢者の主観的健康状態で「健康である」と答えた群の心理的状況の平均一致項目数は「健康でない」の群に比べ有意に低かった。この結果は，家族やその周囲の者が高齢者の生活状況，とりわけ心理的状況全体の認知・理解を高め，高齢者との良好な関係の構築を可能とし，高齢者自身の精神的な安定を介し，健康状態につながると考えられた。

④限界の検討

　④本研究における限界は，回答者の大部分が高齢の配偶者であったことであった。しかし，「よく転びやすい」や「物忘れをしやすい」などの身体的状況に関する項目での一致率およびκ統計量が他の報告と同様高かったことは，その影響は極めて小さいと考えられた。

⑤次回の研究への示唆

　⑤今後，家族特に，配偶者の回答の妥当性や再現性に関する検討を行うことが必要である。

⑥研究の意義

　⑥本研究は国内外を通じて，高齢者の生活習慣や心理的状況に対する家族の認知度を調べた最初の研究である。したがって，今後高齢者の健康状態を管理する上で，有用な情報となると考えられた。

⑦結論

　⑦本結果は家族やその周囲の者による内面的な状況およびその変化の認知・理解は高齢者自身の健康状態の維持・向上に良好な影響をもたらすことを示唆する。

〔岡本和士：身体的および精神・心理的状態に関する高齢者と家族の回答の一致性に関する検討．日老医誌37(5)：371-376，2000より改変〕

Case

Case 2：温罨法が就床中の生体の快適感，体温，皮膚血流量に及ぼす影響

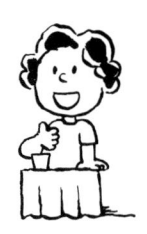

はじめに

①現状の問題点
②研究の動機

①②温熱療法は身体の一部に温・冷刺激を与えて苦痛の緩和を図る治療法を指すが，その1つである罨法は安楽や安静を目的として用いられることもあり，看護師の判断で実施されることが多い技術である。

③先行研究の紹介
④現状で解明されていること
⑤どこがわからないのか

③④⑤温罨法に関する研究は，いわば変法〈普遍性のある方法に改良を加えたもの〉に属するものが多い。足浴からシャワー浴などの湿熱をバイタルサインの変化から検討した報告[1〜7]がみられる。(中略)また，着衣状況や室内環境温度の調節などによって温冷感や快適感との関連を調査した研究は多い[12,13]が，被覆内温度などの微小気候下にも適用できる知見かどうかは検討の余地がある。

⑥看護界への貢献
⑦独創性は（下線部）

⑤⑥⑦〈温罨法の効果を適正に評価するためには，寝具による相乗効果を除外できる条件を設定して，保温と加温の比較を行うべきではないかと考えた。また，対象の主観と生理学的な指標を同時に測定する必要性を考えた。〉周手術期を含むあらゆる患者に対してより効果的，効率的な温罨法を看護技術として体系化するためには，評価のための指標を定める必要があり，対象の生理学的および主観的な効果について基礎資料を得る必要が

	2：温罨法が就床中の生体の快適感，体温，皮膚血流量に及ぼす影響
⑧研究目的	ある。 ⑧そこで本研究では，温熱刺激が就床中の生体に及ぼす効果について健康な成人を対象に，生理学的な指標である体温および皮膚血流量の変化と，主観的な感覚の両面から検討した。

研究対象および方法

①どこの所属（どの地域の） ②どのような属性（性，年齢の範囲） ③何名 ④解析対象者の条件は ⑤解析対象者の数は ⑥倫理的配慮 ⑦誰が ⑧どのようにして ⑨いつ集めたか	①②③④⑤⑥対象は，研究内容の説明後に文書による同意を得られた健康な女性19名(20〜37歳)であった。高度の肥満，内分泌系疾患の既往，また定期的な投薬を受けていないことをあらかじめ確認した⑦⑧〈これらの対象は，著者が所属していた大学の研究室にポスターを掲示して募集した〉。 ⑨実施期間は平成9年7月1日〜8月31日である。 ④温熱刺激として，電気あんか(松下電器；DW-75P，縦29×横29×厚さ3cm，重量500g)とプラスチック湯たんぽ(ミスズ；29×21×10cm，容量2,300ml)の2種を用いた。電気あんかと湯たんぽの温罨法開始時の上側表面温度は通常よりもやや低めの温度(40±2℃)でほぼ同一に保った。
⑩独立変数となる項目は	④⑩(中略)温罨法を実施しない場合をコントロールとし，電気あんか，湯たんぽの2種の温罨法を日を変えて同一被験者に実施した〈回帰分析を行っているわけではないので，狭義の独立変数ではないことに留意されたい〉。順番は無作為に割り付けた。またサーカディアンリズムの中枢温への影響[14)]を除外するために，実験は午前9時に開始した。

	④被験者を更衣させたあと，被験者を実験室内のベッドに掛け物なしの状態で45分間安静臥床させ，(中略)順応滞在による被験者の冷感の自覚を確認後，毛布による被覆および温罨法を開始した。(中略)被験者の病衣は綿100％製の病衣とし，下着0.08 cloを含め約0.31 cloとなるように統一し，被験者の頭部以外の体表面すべてを綿カバー付きの毛布1枚(200×140 cm，約1.8 kg)で被覆した。
⑪どのような調査項目を用いたのか	⑪就床後2時間を経過するまで，体温(中枢温，皮膚温)，皮膚血流量，被覆内温度，および主観的な快適度の測定を行った。
⑫従属変数となる項目は	⑫中枢温は鼓膜温を指標とし，サーモスキャンプロ1(ブラウンジャパン)で15分ごとに3回ずつ測定，その平均値を解析に用いた。(中略)皮膚血流量は，レーザーメド(アドバンス；ALF 21 D)を使用し，左第3指腹と左母趾腹の2カ所にプローブを固定して連続測定した。解析には温罨法開始後5分ごとの測定値を用いた。(中略)主観的な温冷感と快適感についてはVAS (visual analog scale) を用いて評価した。温冷感の尺度は，大変温かい(3点)，温かい(2点)，少し温かい(1点)，何も感じない(0点)，少し冷たい(−1点)，冷たい(−2点)，大変冷たい(−3点)の7段階とした。快適感の尺度は，非常に快適(2点)，快適(1点)，普通(0点)，不快(−1点)，非常に不快(−2点)の5段階とした。
⑬使用したソフトと解析方法	⑬統計ソフトはSAS(SAS Institute Inc.)を用い，多重比較を考慮した分散分析(ANOVA)を

行った。Posthoc test はTukeyを用いた。

結果

①分析目的

②表(図)の指定(現在形)
③データを読み取る

④有意差の判定を行う
⑤データの解釈

①〈対象の主観や生理学的な指標値の，温熱条件による効果の違いを検討した。〉

②快適感の経時的変化を図6に示す。

③足趾皮膚血流量は実験終了までの2時間を通じて漸増し，温熱刺激により血流量は増加した。電気あんかでは経時的に緩やかに増加したのに対し，湯たんぽでは使用開始10分後までに急激に増加し，その変化量は電気あんかに比較して2倍以上であった。

④⑤就床後から70分にかけては，湯たんぽ使用時に血流量は有意に増加した。

②温冷感の経時的変化(図5)は，③⑤温熱刺激がある場合に温かいと感じ，④就床中のほぼすべての時間帯で湯たんぽが有意に高値を示した。さらに就床15分以降は，湯たんぽと電気あんか間にも有意差が認められた。③⑤コントロールが「何も感じない」(0点)に始まり，次第に改善されたものの「少し温かい」(1点)のレベルをわずかに上回る程度であったのに対し，湯たんぽでは常に「少し温かい」(1点)以上の回答を得ていた。また，電気あんかは就床後30分を経過するまでは「何も感じない」(0点)との評価でありコントロールと同様であったが，45分経過以降に改善されて「温かい」(2点)に徐々に達しつつあった。

考察

①結果のまとめ

②結果に関する考察
③限界の検討

①本研究では温罨法をより有効に活用するために，対象の主観と生理学的な指標の両面から検討した。

②③鼓膜温は有意な変化を認めず，Goudsouzianら[17]が加温によっても中枢温は著しい変化を示さないと述べていることと一致していた。また中枢温が低値から上昇する過程では冷感を自覚しない[18]という報告を支持する所見として，鼓膜温の温度較差は湯たんぽで就床45分値から上向きに，電気あんかと温熱刺激なしでは就床75分値より上昇傾向を示した。（中略）本研究の鼓膜温は連続測定ではないため測定値にバラツキが生じた可能性があり，今回の結果から温冷感や快適感との関連性を否定することは尚早と考える。したがって今後は，鼓膜温の測定および解析方法に検討を加えて再評価を試みたい。

②足趾皮膚血流量は2時間を通じて漸増するとともに温熱刺激による有意差が認められた。さらに器具による差も顕著であり，湯たんぽのほうが電気あんかよりも血流量が増加した。温熱源の温度が一定であるにもかかわらず湯たんぽと電気あんかに相異が認められたことについては，以下の可能性が考えられた。その1つは温熱源の質の違いであり，熱エネルギー量が同一ではない可能性である。電気あんかでは，就床後60分を経るまではコントロールと同様に「快適」のレベルに達していないばかりか，肌寒さによる不快感が実験中に

しばしば表出されていたことから，電気あんかのサーモスタット機構が覚醒中の健康な対象に対しては生ぬるい温度感覚を惹起させて，不快感として知覚された可能性がある(図3，図6)。2つめは足底部と温熱源との接触面に関する違いである。湯たんぽは圧排したときに移動しにくいのに対し，電気あんかは移動しやすいため足底と温熱源との接触面に差が生じ，それが足趾へ向かう加温された動脈血流量に反映された可能性がある。

④次回への研究の示唆

④しかし，局所の皮膚血流量の増加によって組織の代謝が亢進する[30]ことから，末梢部位の虚血性血管疾患あるいは急性炎症などを患う者では，血流量の増加が患部症状を悪化させる可能性がある。一方で温罨法には疼痛緩和効果[31]も期待される。したがってこのような患者への適用も含めて，末梢皮膚血流の測定，温熱刺激の部位，あるいは温熱源の性状[32]や器具の選択など，安全な温罨法の実施に向けて観察ポイントや評価項目を整備する必要があろう。

⑤研究の方法論に関する検討(調査対象方法の選択の方法)

④⑤臨床における温罨法の有効な活用に向けて今後は周術期の患者を対象に実験を行い，体温調節に変調をきたした生体に及ぼす効果についてもさらに検討を重ねていきたい。

⑥研究の意義

⑥看護実践の中で温罨法を活用する意義としては，電気あんかと湯たんぽのいずれの使用も局所血流量の増加という生理的な効果が生じ，それに伴う温冷感と快適感の改善が挙げられる。(中略)温罨法がバイタルサインに有意な変化を与えないとの報告[1,28]もあるため，健康な対象にとっても温罨法は生理的負担を最小限にとどめられ，快適環

Case

⑦結論	境を提供できる処置であると考えられる。（中略）以上の結果は，温罨法が健康な対象のみならず文化的および生理的な体温調節に異常をきたした患者にとっても有効な処置である可能性を示唆するものであり，本研究の意義がここにあると考える。 ⑦就床中の温熱刺激によって温冷感と快適感，足趾皮膚血流量が主に影響を受けることが示され，効果の迅速性に関して電気あんかに対する湯たんぽの優位性が示唆された。

注1) 〈 〉で括られた文章は，初出論文中の記載を欠いていたため，著者が補足説明をした内容です。
注2) 論文中の引用文献ならびに図については，省略しています。
注3) 論文中の表記については，本書の本文と統一しています。

〔長谷部佳子，中山栄純，佐藤千史：温罨法が就床中の生体の快適感，体温，皮膚血流量に及ぼす影響．日本看護研究学会雑誌，22(5)：37-45，1999 より抜粋〕

索引

数字・欧文

5 W 1 H　52
CINAHL　39,48
JMED plus　48
Med Bio World　48
MEDLINE（PubMed）　48
MEDLINE plus Health Informaton　48
NAVI　50
PubMed（MEDLINE）　48
quartile　117
Smirnovの棄却検定　112
Student-t 検定　111
tertile　117
t 検定　111,115,118
χ^2 検定　115,118

あ行

威圧感のある態度　85
医学系和雑誌　48
医学中央雑誌　39,48
異常値（はずれ値）　112
一次資料　48
インターネット　39
インフォームドコンセント（説明と同意）　68,69,79,**80**,90
引用文献　127
オリジナリティ　34

か行

回収率　65
解析方法　114
過去形　134

カルテ　91,98
間隔尺度　97
観察法　99
基礎知識　2
帰無仮説　112,**122**
拒否の権利　84
儀礼的な態度　85
クリティーク　**40**
契約　82
結果　126,**133**
研究　2
── の意義　130
── の欠点　41
── の限界　41
── の手順　**7**
── の動機　130
── の独創性　136
── の背景　131
── の有用性　136
研究環境　46
研究計画　7,8,**50**,71
研究者の義務　70
研究テーマ　7,8,**24**,26,30
── の具体化　28
── の明確化　28
研究費　46
研究報告　38
研究方法　79
研究目的　8,**11**,53,54,79
研究倫理審査委員会　92
研究論文　124
謙虚　**44**
現在形　134
検診データ　93

コード化 88,104
好奇心 6
考察 7,41,126,135,**136**
構成的面接法 99
交絡変数 **119**,121
交絡要因 132
国立国会図書館記事索引 48
個人情報の保護 **87**

さ行

参加観察 99
参考文献 127
時間の目安 56
自記式調査方法(自記式法) 67,**99**
自記式の質問票 92
実験研究 15
質的研究 **15**,99,106
質的データ **96**
社会的責任 124
謝辞 127,**140**
従属変数 62,**63**,132
順序尺度 97
情報の公表 88
抄録 127,**138**
緒言・序論(はじめに) 126,127
事例(症例)研究 15,99
信頼性 66
診療記録 92
数量的データ 110
スミルノフの棄却検定 112
正規分布 110
絶対的原点 97
説明と同意 → インフォームドコンセント
相関係数 110
測定尺度 97

た行

対象者の人権 **76**
対象者の設定 **58**
対照となる集団 60
対象・方法 126
対数正規分布 110
タイムスケジュール 53,**55**

対立仮説 112,**122**
妥当性 42,66
探究心 6
単純集計 45
中央値 111
調査研究 15
調査対象者 46
調査場所 46
調査方法 **64**
データ **96**
　——の収集 53
　——の点検 105
電話調査 65
同意書 **94**
統計学的解析 41
統計学的検出力の低下 117
統計学的検定 41,110
統計的有意差 → 有意差
独創性 30,**34**
独立変数 62,63,132
度数分布 104,107
度数分布表 **110**,113
留め置き調査 65
留め置き法 67,99

な行

二次資料 48
ノンパラメトリック 111
ノンパラメトリック検定 117

は行

パーセンタイル 117
バイアス 65,101,102,137
はじめに(緒言・序論) 126,127
はずれ値(異常値) 112
ばらつき 117
半構成的面接法 99
非構成的面接法 99
非参加観察 99
標準偏差 117
比率尺度 97
普遍性 4,30,**32**
プライバシー 65
　——の侵害 **76**

――の保護　79, 87, **88**
文献　**38**, 42
　――の役割　43
　――の読み方　43
文献検索　8
文献検索サイト　48
文献データベース　48
文献リスト　39
分析　7
平均値　110
変数，従属　62
変数，独立　62

ま行

マニュアル　50, **102**
ミスタッチ　106
無作為抽出　59
名義尺度　97
面接所要時間　102
面接調査　65, **66**
面接法　67, 99
目的，看護研究の　13

目的外使用　91
問題意識　8
問題提起　130

や行

有意差　9, 112, **116**, 134, 135
郵送調査　65
予算　**47**

ら行・わ行

リッカート尺度　97
量的研究　**15**, 106
量的データ　**96**
倫理　**74**
倫理的配慮　41, 53, 68, **74**, 133
レポート　19
論文
　――の顔　138
　――の書き方　124
　――の組み立て方　124
割合　110